# Endoscopic Transsphenoidal Surgery
## A Practical Guide

# 内镜经鼻蝶外科手术学
# 实践指南

原著　Nishit Shah　　C. E. Deopujari

合著　Sai Spoorthi Nayak

主译　张洪钿　吴日乐

中国科学技术出版社

·北京·

**图书在版编目（CIP）数据**

内镜经鼻蝶外科手术学：实践指南 /（印）尼什特·沙阿（Nishit Shah），（印）C. E. 迪奥普贾里（C. E. Deopujari) 原著；张洪钿，吴日乐主译 . — 北京：中国科学技术出版社，2020.9

书名原文：Endoscopic Transsphenoidal Surgery: A Practical Guide

ISBN 978-7-5046-8780-7

Ⅰ . ①内… Ⅱ . ①尼… ② C… ③张… ④吴… Ⅲ . ①神经外科手术②颅底—脑外科手术 Ⅳ . ① R651

中国版本图书馆 CIP 数据核字 (2020) 第 170716 号

著作权合同登记号：01-2020-4974

Copyright ©2019 of the original English language edition by Thieme Medical and Scientific Publishers Private Limited., Uttar Pradesh, India

Original title: *Endoscopic Transsphenoidal Surgery: A Practical Guide*

by Nishit Shah, C.E. Deopujari, Sai Spoorthi Nayak

《内镜经鼻蝶外科手术学：实践指南》（第 1 版）由印度北方邦的 Thieme Medical and Scientific Publishers Private Limited. 于 2019 年出版，版权归其所有。作者：［印度］尼什特·沙阿（Nishit Shah），［印度］C. E. 迪奥普贾里（C. E. Deopujari），［印度］赛斯波蒂·K. 纳亚克（Sai Spoorthi Nayak）。

| | |
|---|---|
| 策划编辑 | 焦健姿　王久红 |
| 责任编辑 | 黄维佳 |
| 装帧设计 | 佳木水轩 |
| 责任印制 | 李晓霖 |

| | | |
|---|---|---|
| 出　　版 | 中国科学技术出版社 |
| 发　　行 | 中国科学技术出版社有限公司发行部 |
| 地　　址 | 北京市海淀区中关村南大街 16 号 |
| 邮　　编 | 100081 |
| 发行电话 | 010-62173865 |
| 传　　真 | 010-62179148 |
| 网　　址 | http://www.cspbooks.com.cn |

| | | |
|---|---|---|
| 开　　本 | 889mm×1194mm　1/16 |
| 字　　数 | 163 千字 |
| 印　　张 | 12 |
| 版　　次 | 2020 年 9 月第 1 版 |
| 印　　次 | 2020 年 9 月第 1 次印刷 |
| 印　　刷 | 天津翔远印刷有限公司 |
| 书　　号 | ISBN 978-7-5046-8780-7 / R · 2604 |
| 定　　价 | 128.00 元 |

（凡购买本社图书，如有缺页、倒页、脱页者，本社发行部负责调换）

主　译　张洪钿　解放军总医院第七医学中心
　　　　吴日乐　内蒙古自治区人民医院

副主译　陈志勇　暨南大学附属第一医院
　　　　周　全　广西医科大学附属医院
　　　　李业海　广东三九脑科医院
　　　　赵宁辉　昆明医科大学第二附属医院
　　　　刘健刚　南方医科大学深圳医院
　　　　赵　琪　昆明医科大学第一附属医院

译　　者　（以姓氏笔画为序）
　　　　王昆鹏　南阳市中心医院
　　　　邓兴力　昆明医科大学第一附属医院
　　　　龙建武　厦门医学院附属第二医院
　　　　张晓军　内蒙古自治区人民医院
　　　　张超勇　安徽省阜阳市太和县人民医院
　　　　陈志勇　暨南大学附属第一医院
　　　　林建浩　广东三九脑科医院
　　　　赵培超　郑州大学第一附属医院
　　　　郭　毅　清华大学长庚医院
　　　　曾　旭　解放军总医院第七医学中心
　　　　滑祥廷　安徽省阜阳市太和县人民医院

学术秘书　吴小敏　解放军总医院第七医学中心

## 内容提要 Abstract

本书引进自世界知名的 Thieme 出版社，是一部经典、独特的经鼻蝶入路外科手术学著作。全书共 11 章，从临床思维出发，深入细致地描述了经鼻蝶手术及其扩大入路手术和围术期等诸多内容，涵盖了解剖、器械准备、术前诊断和鉴别诊断、经鼻蝶入路和扩大经鼻蝶入路、术后并发症、护理、手术决策和实际病例等具体细节，让接触复杂内镜手术有限的外科医生及内镜颅底外科的初学者均可从中获益。本书阐释简洁，通俗易懂，同时附有大量术中图片，非常适合低年资耳鼻咽喉颅底外科 / 颅底神经外科医生阅读参考。

# 原书著者名单

**Nishit Shah, MS (ENT), DNB, DORL**
Honorary Consultant,
Department of ENT,
Bombay Hospital and Medical Research Centre;
Breach Candy Hospital,
Mumbai, Maharashtra, India

**C. E. Deopujari, MS, MCh, MSc (Neurosurgery)**
Professor and Head,
Department of Neurosurgery,
Bombay Hospital and Medical Research Centre,
Mumbai, Maharashtra, India

**Sai Spoorthi Nayak, MS, DNB (ENT)**
Consultant,
Department of ENT,
Bombay Hospital,
Indore, Madhya Pradesh, India

**Sonali Shah, DNB, DMRD**
Assistant Professor,
Department of CT and MRI,
Bombay Hospital and Medical Research Centre,
Mumbai, Maharashtra, India

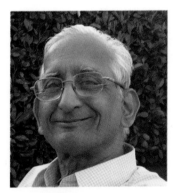

Dr Jawaharlal T. Shah
(1932—2018)

谨以此书献给我的父亲 Dr Jawaharlal T. Shah。我是家族中第三代 ENT（经鼻蝶外科技术）外科医生，在父亲的引领下我志愿终生致力于 ENT。我的爷爷在 KEM 医院创建了 ENT 科室。追随爷爷的脚步，父亲在 KEM 医院获得了 ENT 医学硕士学位。他是第一个带领我进入经鼻内镜外科领域的人。在他的指导下我于 1989 年完成了第一例钩突切除术。在退休后，他还会经常参加了我们的工作讨论会以了解内镜经鼻窦和颅底外科的进展。他是一名经验丰富的 ENT 外科医生，在印度开创性地在喉部手术中使用了激光刀。他还热衷于学习和教授瑜伽。他编写的治疗性瑜伽著作得到了国际同行的广泛认可。他是真正的绅士，眼神充满光彩，总是给人以最温暖的微笑。我们的家族成员、同行、学生和朋友都对我的父亲充满敬仰之情。他永远活在我们的心中，值得被永远铭记和追忆。

Dr Nishit Shah

如何开始是完成所有工作中最重要的部分。

——Plato

本人非常荣幸能为 *Endoscopic Transsphenoidal Surgery: A Practical Guide* 一书作序。由于见证了著者的个人职业发展及他所在的颅底专业团队从刚开始组建到成为享誉世界的颅底神经外科中心的全过程，我意识到这是著者浓厚的个人专业兴趣和职业荣誉造就的。

任何精英在职业生涯的初期都需要选择自己要跟随学习的前辈：谁是值得模仿和学习的，谁是需要放弃跟随的。因此，如何让初学者快速进入新领域、掌握操作流程是非常重要和值得关注的事。作为相对年轻的团队，著者组织编写的这本书非常适合年轻医生入门，同时有利于那些喜欢并决心致力于内镜外科技术的颅底外科医生进一步加强神经外科技能训练。

本书共 11 章，从最基础的知识开始，包括解剖、术前准备和基本的外科手术技巧，逐渐深入到先进的观念和技术，包括各种拓展入路、并发症的管理和手术决策。最后一章还专门列举了典型病例，将术中的所有知识综合应用于其中。本书通过大量高质量的图片和手绘插图为 ENT 概念和技术提供了非常翔实和准确的描述。相信读者可以从著者提供的学习路径和思考方法中获益。毫无疑问，专家之间的思维碰撞和交流将为技术的参照实践打下坚实的基础。

本书可作为内镜颅底外科初学者入门的重要参考，也可供对该领域感兴趣的资深从业者翻阅。基于本书著者在医学教育和患者治疗方面做出的巨大贡献，加之书中收录了不少颅底外科的重要参考资料，所以我真诚向广大读者推荐此书。

Ricardo L. Carrau, MD, FACS

教授

美国俄亥俄州哥伦布 Ohio State 大学耳鼻咽喉 - 头颈外科

颅底综合手术课程

# 原书序二

非常有幸为 Shah 博士和 Deopujari 博士这部杰出的作品作序。我认识他们已超过 10 年，尽管他们在治疗措施与创新、医学教育方面的贡献不尽相同，但我认为他们都是世界颅底外科领域的引领者。我一直关注他们基于解剖学所发展的关键技术。

本书将临床实践与操作细节完美地融会并展示给读者。书中所述涵盖了患者接受治疗过程中的所有主题，而非单纯描述外科操作技术。读者可以从术前阅片、制订手术决策、选择病例、考量手术技术、术后并发症及其管理等诸多方面获得良好且实用的建议。编写从常规的垂体腺瘤入手，然后在此基础上向不同入路拓展和延伸。

本书的最大特色在于书中所述在以患者为中心的同时，实现了以外科医生为中心的阐释，还提供了手术操作的详细步骤，让外科医生可以从"鼻孔"到"鼻孔"的实践学习而不是单纯从理论来学习，在完全真实的手术场景中学习给患者带来最佳治疗预后的手术技术。

我强烈推荐此书，因为这本书是写给"真实世界"的外科医生而不是为了单纯的学术追求。基于既定的环境下可利用的资源，本书还提供了临床实践的相关思考。比如，在手术器械部分讨论了在大多数医疗中心比较容易获得的设备进行相关操作，而不去讨论那些需要昂贵设备或难以开展的手术技术。在我职业生涯中，非常荣幸能与 Shah 博士和 Deopujari 博士一起完成手术，他们总是推崇团队的合作而非外科医生个人。我从他们身上也学到不少操作技巧。

本书是医学技术的教学分享，是年轻颅底外科医师与经验丰富的资深人员的必备参考书。

感谢 Shah 博士、Deopujari 博士和 Nayak 博士。

Amin B. Kassam, MD

神经外科 V 系主任

神经科学系统临床项目副主席

Aurora 神经科学创新研究所神经外科

美国威斯康星州密尔沃基 Aurora St. Luke 医疗中心

　　在过去 20 年中，神经内镜技术发生了巨大变化，现代神经内镜技术日臻完善。近 10 年来，在国内神经内镜技术发展迅速。作为神经内镜领域最重要的分支之一，经鼻内镜手术已成为大部分颅底外科手术的必经路径。目前，国内已有一部分神经外科医生的此项技术水平很高，但大部分神经外科医生仍处于正在入门或正在努力掌握这门实用技术，因此从神经外科医生个人实践出发的经鼻内镜颅底外科教材成为当下许多神经外科医生的迫切需求。

　　本书由 Bombay 医院 & 医学研究中心的 Nishit Shah 教授和 C. E. Deopujari 教授共同编写，由 Thieme 出版社于 2019 年出版。全书分 11 章，从临床实际需要着手，系统介绍了经鼻内镜手术的常用器械使用、术前诊断和鉴别诊断、重要解剖标志、详细的手术步骤、术后并发症及护理等内容，通过大量图片及简洁文字对术前准备、术中及术后管理等方面进行了细致描述，还特别详细地阐述了各种黏膜瓣的制作，同时结合实际病例及指导性很强的手术视频生动地讲述了如何综合运用相关知识处理临床中的实际问题。

　　本书不仅为初学者打开了进入经鼻内镜手术的大门，同时也为经验丰富的颅底外科医生提供了参考，当之无愧称得上经鼻内镜外科的一部经典之作。临床医学教育在我国处于起步阶段，相信本书中文翻译版能为广大神经外科医生提供很好的借鉴作用。

——解放军总医院第七医学中心　张洪钿

内蒙古自治区人民医院　吴日乐

# 原书前言

当我第一次加入内镜鼻窦 – 颅底外科团队时，我在颅底外科方面的知识还很有限。在前辈们的指导下，我才慢慢进入颅底外科的大门。我也意识到，即便这些手术如此复杂并不断演变，但仍可用简洁的语言来阐释。同时，我也想帮助其他初学者在常规鼻窦手术的基础上更进一步。

本书涵盖了颅底手术围术期管理的很多实用内容，让接触复杂内镜手术有限的外科医生也可从中获益。为了方便读者，此书是从年轻耳鼻咽喉颅底外科 / 颅底神经外科医生的角度撰写的，书中内容简洁易懂，并配有大量术中图片。就外科角度而言，本书仍然称得上是一部通俗易懂且避免了冗长理论的著作。

本书的写作目的不在于详尽列出前、中、后颅底所有可能的病变或手术，但它可作为一部快捷参考的指南，帮助年轻外科医师弄清基本概念，并激发他们在这一领域的兴趣。

Sai Spoorthi Nayak

我必须祝贺 Sai，她的热情和鼓励让我们顺利完成了本书。本书为初学者很好地介绍了"内镜垂体手术"的概念，还介绍了延展至中线颅底的扩大入路。

对于神经外科医生来说，充分理解鼻腔内和鼻旁窦解剖结构已成为进行颅底手术的关键。书中很好地描述了这些，并可以让神经外科医生更自信、更精细地进行垂体手术。此外，书中还详细阐述了切除肿瘤、保留功能和避免并发症的重点所在。

我希望我们的努力可以让耳鼻咽喉颅底外科 / 颅底神经外科医生熟悉这方面知识，可以鼓励他们选择适当的方式进行手术，因为许多方式现在已成为治疗标准。

C. E. Deopujari

由于此前已有许多图书详细介绍了内镜颅底手术，所以我们从实用的角度出发，同时侧重于手术与器械，以期编写一部快捷参考的指南。

从 1999 年 12 月合作至今，经过近 20 年的发展，在新理念和现代仪器的帮助下，我们的团队尝试对现有技术进行了改进，使其尽可能简单且易于重复。这也是在许多国际和国内访问学者的帮助下完成，他们都是来自我们年度培训班 ( 自 2004 年以来 ) 的成员。感谢每一位在我们对知识理解和专业发展过程中做出贡献的人，我们希望本书能对未来一代医生有所帮助。

Nishit Shah

这本书的完成离不开各位的支持，大家在各方面为本书的出版做出了贡献。

首先，我们非常感谢所有世界知名的神经外科医生和耳鼻咽喉科医生，他们参加了我们所有的年度颅底研讨会，并且非常热心地分享他们的知识和技能，帮助我们成长，使我们增强了对内镜经蝶手术的理解。我们要特别感谢 Amin Kassam 教授和 Riccardo Carrau 教授，他们是我们的导师，正是他们的引领使我们走到了今天。我们也要感谢他们在百忙之中抽出时间为本书作序。

自我们组建颅底内镜团队以来，一直得到我们的导师 Milind Kirtane 教授的鼓励和支持。没有他的支持和帮助，本书不可能完成，我们也不可能有所进步。

我们也要感谢 Bombay 医院的管理部门和医学研究中心对耳鼻咽喉科和神经外科的支持。Shri B. K. Taparia 教授（Bombay 医院主席）和 R. V. Patil 教授（Bombay 医院医务部主任）在过去 20 年里一直大力支持耳鼻咽喉科和神经外科的发展。我们要感谢 Nishit Shah 教授的秘书 Maria D' Souza 女士，在患者资料整理方面付出了艰辛的劳动。她在门诊的基础上管理患者并记录病历。

特别感谢 Nishit Shah 教授的所有研究员 / 临床助理们及 C. E. Deopujari 博士，自 2004 年 1 月以来，在诸位的帮助下，我们完成了内镜颅底手术，并整理出所有病例数据。正是在大家的努力和帮助下，我们才能用最好的病例和图片来完成本书。要特别感谢 Salman Shaikh 博士、Anamika Rathore 博士、Viraj Kaluskar 博士、Radhika Shree 博士、Vyshnavi Jajee 博士、Danish Andrabi 博士、Janhavi Bhati 博士、Darshan Jhaveri 博士、Saumya 博士、Anupriya Hajela 博士、V.K.Anand 博士、Varun Malu 博士、Sujata Gawai 博士、Vivek Sasindran 博士、Ajay Shegde 博士、Jyotirmay Hegde 博士、Rahul Tejankar 博士、Rashmi Shukla 博士、Sudarshan Ahire 博士、Prashant 博士、Rajesh Kumar 博士和 Baisakhi Bakat 博士为本书出版做出的巨大努力。

感谢 Sujata Muranjan 博士和 Vikram Karmarkar 在颅底内镜实操班中的指导。

感谢放射科医生 Varsha Joshi 博士，为我们提供了甲介型蝶窦的图像。

此外，我们还要感谢神经外科 OT 团队、ICU 团队及 Bombay 医院的麻醉医师对我们所有颅底内镜病例的合作和帮助。

我们还要感谢 Thieme 出版集团的编辑团队。本书的出版，经历了无数次审阅和校订，最终才能以最好的品质呈现给广大读者。

如果没有来自我们家庭的支持、耐心和关爱，本书可能无法完成。我们的家庭成员总会把我们的事业放在最前面，而把其他家庭琐事放在后面。感谢 Nishit Shah 博士的母亲 Smita Shah 女士和他的妻子 Rachana Shah 女士，C. E. Deopujari 博士的妻子 Rajashree Deopujari 博士（女士），Sai Spoorthi Nayak 博士的丈夫 Archan Naik 博士、她的父母 Ramesh Nayak 先生和 Geeta Nayak 女士，以及她的姻亲 Devidas Naik 先生和 Roshan Naik 女士。

# 视频列表

视频 1　经鼻内镜垂体瘤手术（黏膜瓣修补鞍底）
https://www.thieme.de/de/q.htm?p=opn/cs/19/10/10301653–178c6d89

视频 2　侵袭海绵窦病变的经鼻内镜切除手术
https://www.thieme.de/de/q.htm?p=opn/cs/19/10/10301654–71dcea43

视频 3　经鼻内镜 – 鞍结节入路颅咽管瘤切除手术
https://www.thieme.de/de/q.htm?p=opn/cs/19/10/10301655–c443ccb6

视频 4　经鼻内镜 – 斜坡入路脑膜瘤切除术
https://www.thieme.de/de/q.htm?p=opn/cs/19/10/10301529–b981afc5

视频 5　经鼻内镜 – 翼突入路脊索瘤切除术
https://www.thieme.de/de/q.htm?p=opn/cs/19/10/10301530–a81ec1a6

视频 6　鼻腔侧壁黏膜瓣（拯救瓣）的制作
https://www.thieme.de/de/q.htm?p=opn/cs/19/10/10301651–0e88d710

视频 7　经鼻内镜颅咽管瘤切除手术的个人经验
https://www.thieme.de/de/q.htm?p=opn/cs/19/10/10301652–01cf1134

我们向 Dr Davide Locatelli 致敬，并感谢他提供的脊索瘤病例（视频 5）。

我们要感谢 Bombay 医院手术室工作人员在所有手术中的帮助，感谢 Bombay 医院的患者和管理部门，感谢他们对手术的配合并允许这些视频用于本书。

# 目 录

# 第 1 章　绪　论
## Introduction

Nishit Shah　Sai Spoorthi Nayak　**著**
吴日乐　张晓军　刘健刚　滑祥廷　**译**
张洪钿　**校**

在过去的 15 年左右的时间里，内镜颅底外科手术比传统的开放式颅脑外科手术越来越受欢迎和变得重要，开放式手术正逐渐被内镜手术所取代。最初，内镜经鼻外科手术仅限于鼻旁窦手术，但是现在随着新的成像技术的出现，对鼻腔内部、颅底、颅内三维解剖结构的深入理解以及术中神经导航成像系统的应用，外科医生已经认识到将鼻腔作为重要手术通道切除大部分中央颅底病变的潜力。经鼻内镜手术不仅创伤小，而且可以提供放大的视野和全景显示。患者无面部缝线或瘢痕；无脑部牵拉或者需要形成骨瓣，术后恢复时间短，神经功能的后遗症和并发症都大大减少。由于患者术后并发症发生率大大降低，患者住院时间也减少了，并且可以更快地恢复其日常活动。

在经验丰富的外科医生手中，内镜手术的手术效果与传统的经颅手术或经颅显微手术相当，有时甚至更好[1]。

在实施内镜手术时要牢记的重要因素是对鼻内和颅内解剖结构的正确理解，提高对 CT 和 MRI 图像的读取能力以及适合病例的选择。在开展颅底手术之前，执业的耳鼻咽喉科医生必须对内镜鼻窦手术有足够的熟练度，并且必须有足够的信心来处理鼻窦手术中遇到的术中和术后并发症。其次，为了加深对鼻颅底解剖的理解，耳鼻咽喉科和神经外科医师一起参加尸体解剖非常有帮助。记住没有什么比亲自动手解剖尸头标本更能理解解剖结构了。参加解剖学课程可促使两个学科的医生增进了解，而且能找到让彼此舒服的工作模式。两位外科医师可达到统一的观点，相互尊重和信任。

在开展内镜颅底手术时，初学者必须遵循一定的要求或学习曲线。改良的内镜颅底外科手术的复杂程度分级见表 1–1。

内镜颅底外科手术是合作手术。良好的合作伙伴关系和手术入路的协调一致是成功的关键。这种伙伴关系应该维持数年之久，并应该从 1 级提升到 4 级，而不仅仅是少数情况。目的应该是一起工作，并从简单逐渐过渡到复杂病例。简单的病例的协作相对容易，但在较复杂的案例中进行合作和协调就没那么容易了。耳鼻咽喉外科医生和神经外科医生的角色有些交叉。在决定对患者实施手术之前，整个团队应坐下来讨论对患者最佳的手术方法，设计治疗路径图，并在得到肯定病理结果的情况下遵循这个路径。经内镜路径并不是必选项而是其中一种选项。如果经内镜手术的致残率可能高于开颅手术，那么应该考虑选择适合的手术方法。同样在术中，耳鼻咽喉外科医生和神经外科医生的理论应该是相辅相成的。由于神经外科医生完全专注于肿瘤及其切除，因此耳鼻咽喉外科医生可以随时关注周围的重要结构，并警告神经外科医生任何即将发生的 / 可避免的伤害。同样，当涉及切除肿瘤时，他们每个人都有不同的见解或技术，当其中一个人在术中遇到障碍时，另一个人可以提供建议或者通过外科技术的帮助来攻克难关。

**表 1-1 学习曲线：内镜经鼻颅底手术的复杂程度分级**

| | | |
|---|---|---|
| 1 级 | • 鼻窦手术（蝶窦和额窦）<br>• 小鞍区（垂体）肿瘤<br>• 少量脑脊液漏 | |
| 2 级 | • 大量脑脊液漏<br>• 视神经减压<br>• 较大的垂体腺瘤（包括鞍旁肿瘤） | |
| 3 级 | • 硬膜外 | • 矢状位<br>  ○ 经筛<br>  ○ 经蝶骨平台<br>  ○ 经斜坡<br>  ○ 经齿突<br>• 冠状位<br>  ○ 经翼状突<br>  ○ 经眶 |
| 4 级 | • 硬膜内 | • 没有皮质侵犯<br>  ○ 矢状<br>    ▲ 跨蝶骨平台<br>    ▲ 经筛<br>    ▲ 漏斗前型颅咽神经瘤<br>  ○ 冠状<br>    ▲ 岩尖病变<br>    ▲ 麦氏腔病变<br>• 有皮质侵犯<br>  ○ 经蝶骨平台<br>  ○ 经筛<br>  ○ 漏斗型颅咽神经瘤<br>  ○ 漏斗后型颅咽神经瘤<br>  ○ 经斜坡 |
| 5 级 | • 脑血管外科 | • AVM、动脉瘤 |

AVM. 动静脉畸形。改编自 Prevedello 等 [2]

内镜颅底手术只能通过团队方式进行。实际上，成功的内镜神经外科手术是由一支由众多专家组成的团队开展，而不仅限于神经外科医师和耳鼻咽喉外科医师。以下专业人员均可参与组成任何内镜颅底外科手术的团队。

- 内分泌学专家。
- 放射科医生和介入放射科医生。
- 眼科医生。
- 病理学家。
- 神经麻醉师。
- 危重症学专家。
- 肿瘤内科学专家。
- 护理团队。

应该强调的是，内镜颅底手术应在一家拥有设备齐全的 ICU 和训练有素的护理团队的综合性医院进行。手术室应配备高清直筒和成角内镜，配备高清摄像系统、术中神经导航系统以及术中多普勒超声。

## 参考文献

[1] Verillaud B, Bresson D, Sauvaget E, et al. Endoscopic endonasal skull base surgery. Eur Ann Otorhinolaryngol Head Neck Dis 201 2; 129(4): 190-196

[2] Prevedello DM, Kassam AB, Snyderman C, et al. Endoscopic cranial base surgery: ready for prime time? Clin Neurosurg 2007;54:48 -57

# 第 2 章　外科解剖
## Surgical Anatomy

Sai Spoorthi Nayak　著

吴日乐　张晓军　刘健刚　滑祥廷　译

张洪钿　校

## 一、蝶窦

蝶骨是一种蝙蝠翼形骨，分为中央的体部、下方的翼突部、外侧面的大翼和小翼。蝶骨小翼和蝶骨平台（蝶窦顶）构成颅前窝的内侧。中颅底内侧部分由蝶骨体部、鞍结节、蝶鞍、中后床突和鞍背构成。中颅底的外侧部分由蝶骨的大翼和小翼组成，容纳颞叶[1]。颅中窝的后界由斜坡构成，而斜坡又由蝶骨和枕骨形成。

蝶窦是一对位于中央的鼻旁窦，由蝶窦间隔分为左右两侧。这个间隔通常偏向一侧，从而将窦分为优势窦和较小的窦。更多的情况下，中隔位于颈内动脉（ICA），或视神经或视颈神经 – 颈动脉隐窝（OCR）。在尸体研究中，只有 13% 的尸体标本有一个孤立的中线间隔，89% 的尸体标本有一个间隔，48% 的标本有两个间隔插入颈内动脉（图 2–1）[2]。

蝶窦开口位于鼻后孔上方 1.5cm 处（图 2–2），上鼻甲下 1/3 的水平面，向侧方轻微移位上鼻甲可见。

蝶窦因其气化而不同。气化程度随年龄而变化。有 3 种主要的气化模式，即甲介型（3%）、鞍前型（17%）和鞍型（80%）[3]。

甲介型蝶骨实质上是一种非气化的蝶骨（图 2–3）。甲介型蝶骨在解剖学上是对颅底外科医生的挑战。

甲介型的蝶窦壁上没有任何明显的标志。因此，在没有导航指引下在这样的蝶骨上使用磨钻是危险的。

鞍前气化型是指鞍结节平面或蝶鞍前面的气化（图 2–4）。一个有经验的外科医生可以在不使用导航的情况下进入鞍内使用磨钻，但对于初学者来说，在这类蝶骨手术中使用导航是必需的。

蝶鞍型是最常见的类型（图 2–5）。它超出了鞍底。气化可能是完全的，也可能是不完全的，

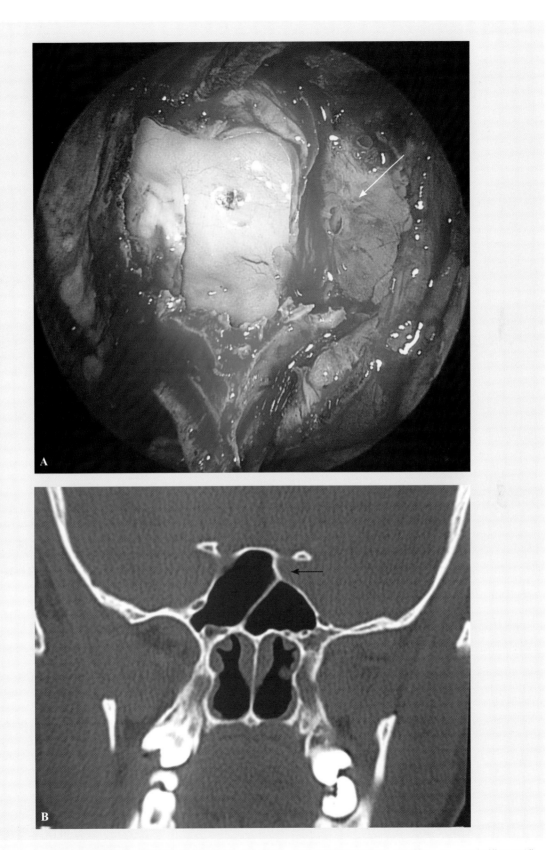

▲ 图 2-1　A. 移除蝶骨前壁后，蝶窦和蝶窦间隔的术中视图，左侧蝶窦黏膜完整（白箭）；B. CT 扫描显示蝶窦间隔终止于左侧颈内动脉（黑箭）

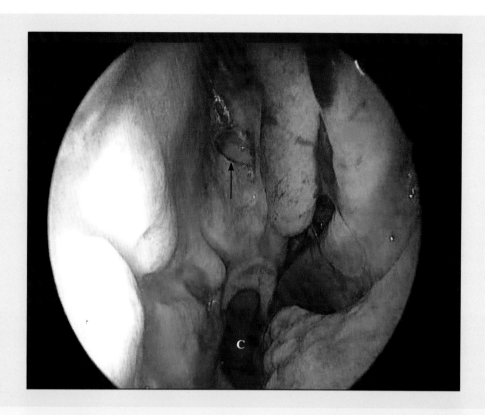

▲ 图 2-2 术中左侧蝶窦的自然开口（黑箭）位于鼻后孔（C）上方约 1.5cm。左中鼻甲和下鼻甲已向侧方移位

只涉及体部或者上斜坡。

对气化类型进行分类的原因是，在读取影像学数据的早期就可以识别出气化，并且可以用神经导航系统来识别在磨除蝶骨过程中的重要结构。计算机断层扫描中的矢状切面有助于分类和识别蝶骨气化的类型。CT 扫描图像用于术中导航，不仅有助于蝶骨 / 斜坡的磨除，而且有助于预测手术中的难度。

随着更大程度的气化，蝶骨标志物变得越来越明显。在上前方是蝶骨平面或蝶骨顶，形成颅前窝底的内侧面。蝶鞍平台和鞍膈被鞍结节的厚骨嵴所分隔，鞍结节对应于颅内视交叉沟。在一个气化良好的蝶窦的侧壁上，从上到下的标志是视神经突起、外侧 OCR、鞍旁和斜坡段 ICA、上颌支三叉神经（$V_2$）和翼管神经（图 2-6 和图 2-9）。

颈内动脉在颞骨岩部出破裂孔后，沿斜坡中部向上走行，成为斜坡旁颈内动脉，斜坡旁颈内动脉向上走行，成为颈内动脉海绵窦段。它在一个水平面上转动，然后向前和向上走行，形成血管襻使自己回到原来的位置。颈内动脉海绵窦段在蝶鞍的两侧形成突起。在颈内动脉海绵窦段的上方，在颈内动脉海绵窦段向后环绕，形成床突旁颈内动脉。床突旁颈动脉是颈动脉近环和远环之间的部分。它是最突出的部分，经常可见裂隙（图 2-7）。在床突旁颈内动脉上方，颈动脉突起与视神经突起伴行。颈动脉和视神经之间的凹陷被称为外侧 OCR，是由视柱的气化形成的（图 2-8）。中床突气化形成内侧 OCR。这表示靠近外侧鞍结节的视柱区域，颈内动脉和视神经的距离是最为接近的。

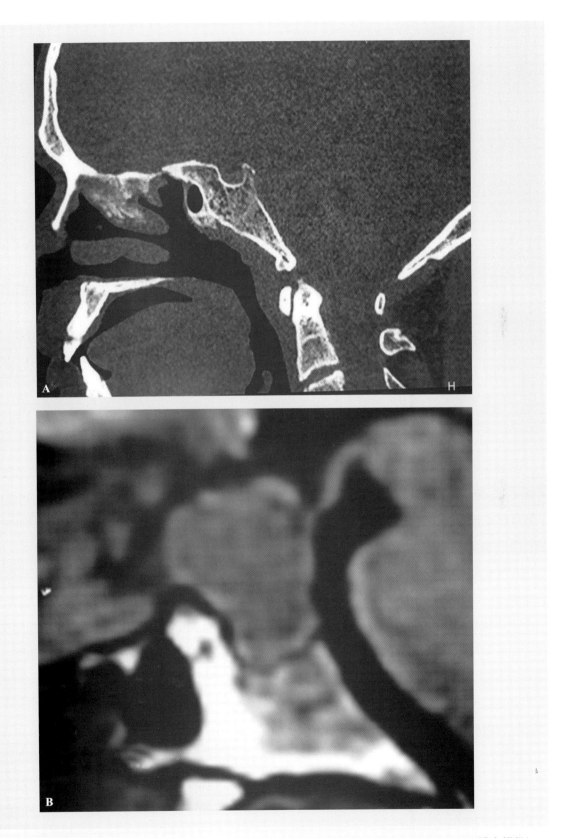

▲ 图 2-3　**A.** 矢状位 CT 骨窗显示甲介型蝶骨。这个患者的蝶骨几乎没有（图片由 **Varsha Joshi** 博士提供）。
**B.** 另一患者的 **T₁** 矢状位 **MRI** 图像显示甲介型蝶骨气化。注意使用磨钻磨开较厚的骨质部分，以便到达被垂体瘤占据的鞍区

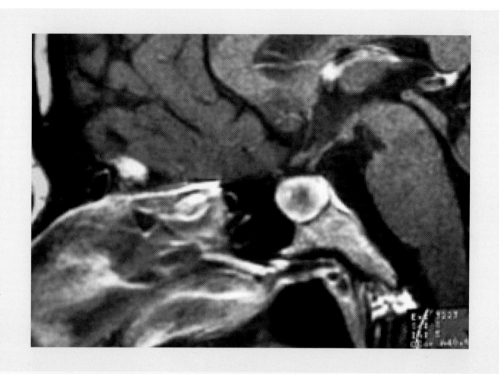

▲ 图 2-4　$T_1$ 矢状位 MRI 图像显示鞍前型蝶骨气化，蝶骨气化至鞍前壁，蝶鞍显示有垂体瘤

　　将蝶鞍保持在中心，并将蝶骨视为时钟的刻度盘，注意到以下结构。12 点钟是鞍结节，1 点钟和 11 点钟的位置是视神经。在 2 点钟和 10 点钟的位置分别是左侧和右侧床突旁颈内动脉。左边 2 点钟到 4 点钟的位置及右边从 10 点钟到 8 点钟的位置是颈内动脉海绵窦段。在 5 点钟和 7 点钟的位置分别是左侧和右侧的斜坡段颈内动脉。在 6 点钟的位置是斜坡（图 2-9）。

　　在气化良好的蝶骨底板上，还可以辨别出内侧翼管神经的突起（图 2-6）。如果是一个非气化的蝶骨，可以在蝶骨内侧和底部的交界处识别。翼管神经的识别有时需要打开翼腭窝。翼管神经是一个重要的标记，因为沿着它向后方追踪时，可到达岩骨段颈内动脉和斜坡旁颈内动脉的交界处。当病变充满蝶窦腔或者包绕颈内动脉，或者气化不良的情况，翼管神经的识别是非常有用的。

　　三叉神经上颌支（$V_2$）的突出部位于翼管神经的上侧面（图 2-6）。在需要经翼突入路的病例中，通常会遇到 $V_2$，在这种情况下可能会受损。当向后追踪时，它会引导到斜坡旁颈内动脉。

　　蝶骨嘴确定中线，取出后打开蝶窦前壁（图 2-10）。

　　蝶骨的龙骨突是另一个确定中线的结构，有助于术中保持我们的方向不变（图 2-11）。它是由梨骨翼（vomer alae）形成的，之所以被称为龙骨突，是因为它的形状像船的龙骨。除非经斜坡入路，在移走蝶嘴之后，龙骨突也会保持，因为它是定位的重要骨性标记。在有大量鼻腔病理学和其他鼻腔标志物丢失的情况下，龙骨突起引导作用。它还可以帮助耳鼻咽喉科医生将内镜定位在中心，使龙骨突保持在 6 点钟的位置。然而，龙骨突需要钻下来或完全展平，当病变延伸到蝶骨底部时，以便鼻中隔皮瓣（用于重建）能够正确地坐在它上面。

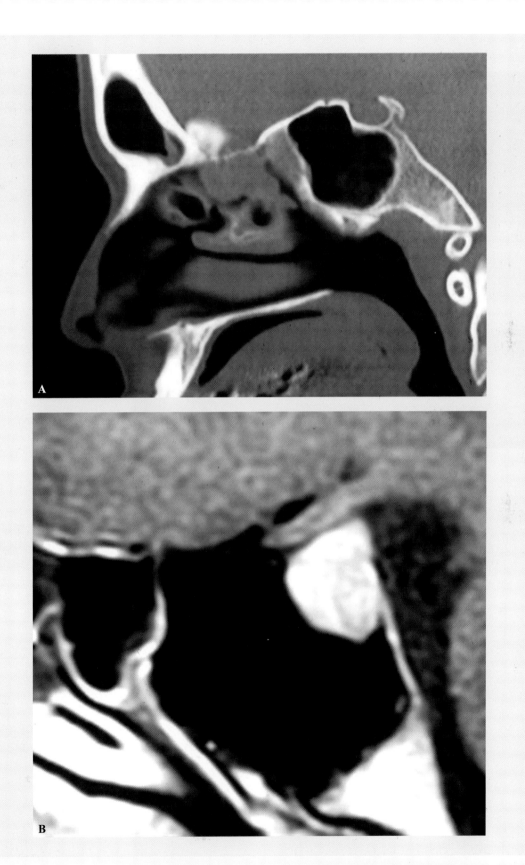

▲ 图 2-5　A. 矢状位 CT 骨窗显示蝶鞍型气化；B. 另一患者的 $T_1$ 矢状位 MRI 表现为蝶窦完全气化，蝶鞍下有很薄的斜坡骨质

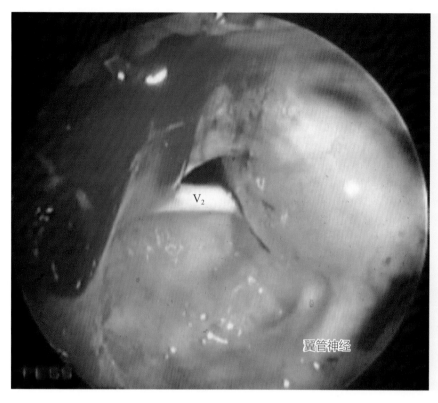

◀ **图 2-6** 术中图像显示高度气化的右侧蝶窦外侧隐窝，三叉神经（本例中为裂开）的上颌支（$V_2$）和蝶骨底部的翼管神经

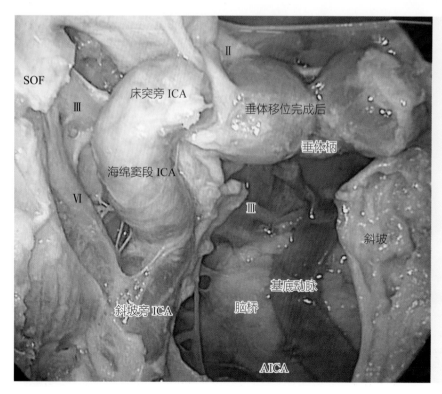

◀ **图 2-7** 显示右侧颈内动脉蝶骨部分的尸体解剖图像

垂体周围可见重要的神经血管结构。Ⅱ. 视神经；Ⅲ. 动眼神经；Ⅵ. 外展神经；SOF. 眶上裂；AICA. 小脑前下动脉；ICA. 颈内动脉

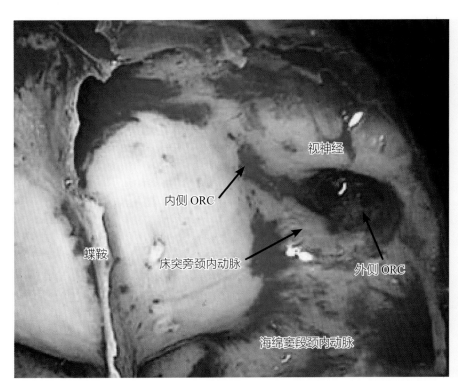

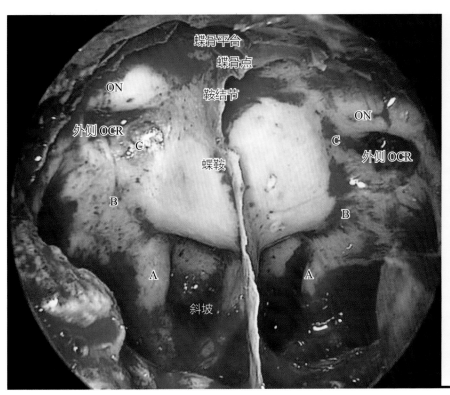

◀ 图 2-9　术中图像显示
鞍区周围的重要标志物，
使鞍区保持在视野中央

A. 斜坡旁颈内动脉；B. 海
绵窦段颈内动脉；C. 床突
旁颈内动脉；OCR. 视神经 -
颈动脉隐窝；ON. 视神经

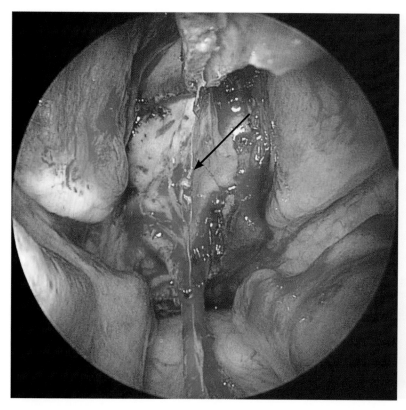

◀ 图 2-10 后鼻中隔切除术中蝶骨的图像。蝶骨（黑细箭）示中线。保持内镜方向不变

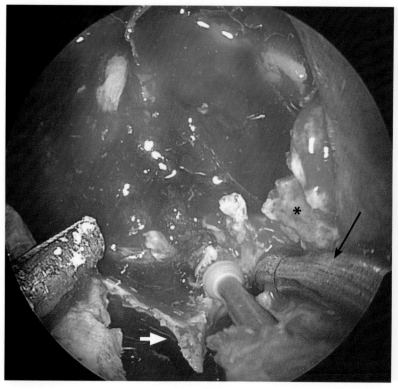

◀ 图 2-11 打开蝶窦的前壁（\*）后可看到蝶骨（白箭）。由耳鼻咽喉科医生握持的弯曲的吸引器（黑细箭）（图 10-17），既有助于冲洗，同时还可以缩回急救瓣（在第 5 章中有详细介绍）

顾名思义，蝶骨间隔膜将隔膜分为左右蝶骨。这种蝶骨间隔膜通常会终止于诸如颈内动脉或视神经的重要结构上（图 2-1B）。从扫描中事先知道该隔膜的位置很重要，因为需要将其磨下来或弄平才能完全暴露蝶骨。

Onodi 气房是一后筛窦细胞，在蝶窦后、外侧、上方分布（图 2-12）。它可向后侧直达后床突。该气房与视神经密切相关。有时候颈内动脉的隆起可以在其后壁明显地看到。为了避免手术中对这些关键结构的损伤，同时也为了完全暴露鞍区及其标志物，手术前必须在 CT 扫描上确定该气房。

## 二、斜坡

斜坡把鼻咽和颅后窝分开。它由蝶骨基底和枕骨基底构成的。它进一步分为上、中、下斜坡。上斜坡是由蝶窦基底部前方止于鞍背，后方止于鞍底形成的。中斜坡由枕骨基底的前额部形成，形成蝶窦后壁的一部分。中斜坡的下界大致与蝶骨底相对应（图 2-13）。下斜坡由枕骨基底部的尾部和枕大孔构成（图 2-13）。

斜坡上部 2/3 面向脑桥，下部面向延髓。基底静脉丛位于硬脑膜骨膜层和内侧脑膜之间，与中、下斜坡相对。若该静脉丛因磨除过程中导致持续出血，需要通过持续冲洗和骨蜡来控制。

若要通过上、中斜坡进入颅后窝，需经蝶骨入路。当需要暴露蝶窦下方的结构时，需要通过鼻腔或口腔进行磨除下斜坡[4]。

## 三、垂体

垂体位于鞍内，周围环绕着各种重要的神经血管结构，包括上方的视神经、视交叉和前循环血管；侧方的海绵窦、颈内动脉和多条颅神经；后方的脑干和后循环血管（图 2-7 和图 2-14）。

垂体由一个较大的前叶即腺垂体和一个较小的后叶即神经垂体组成。前叶由口腔外胚层 Rathke 囊内陷形成。它负责产生和释放各种激素，即生长激素（GH）、催乳素、促肾上腺皮质激素（ACTH）、促甲状腺激素（TSH）、黄体生成素（LH）、卵泡刺激素（FSH）。

垂体后叶是神经外胚层从第三脑室底部直接延伸。后叶血管更为丰富。在磁共振（MR）中后叶较前叶信号高，它不是前叶那样的腺体结构，后叶可以储存和释放催产素和血管加压素。

大部分垂体被两层脑膜覆盖，即外骨膜层和内脑膜层。这两层向外侧分开，形成海绵窦的一部分。在这两层脑膜之间有上、下海绵间窦。

海绵窦位于蝶窦、鞍区和垂体的外侧。它们从眶上裂向前延伸到岩尖后方。海绵窦壁与垂体侧壁相邻，通常由一层硬脑膜隔开（图 2-15）。颈内动脉是海绵窦最内侧的结构。

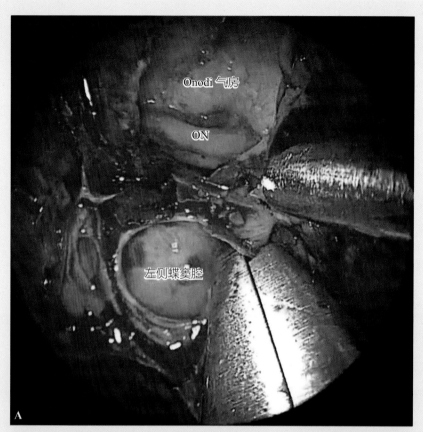

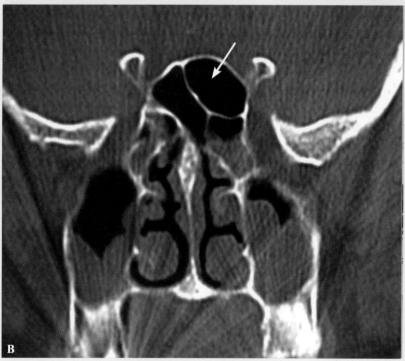

▲ 图 2-12　A. 术中图像显示蝶骨后上方左侧的 Onodi（图 10-12）。可以看到 Kerrison 咬骨钳（图 10-13）去除了左侧蝶窦的前壁。Onodi 气房壁上可见左侧视神经突起。ON. 视神经。B. 图 2-11A 所示患者的冠状位 CT 骨窗。白箭所示为左侧 Onodi 气房

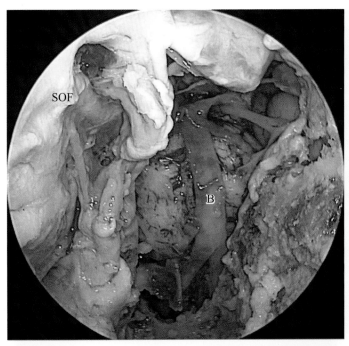

◀ 图 2-13　整个斜坡磨除后的大体标本视图。基底动脉（**B**）可见于后方

SOF. 眶上裂

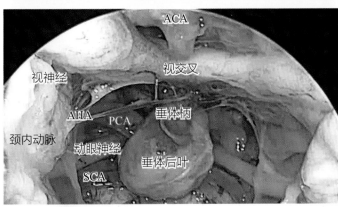

◀ 图 2-14　垂体（**Pit**）及其周围神经血管结构的解剖视图

ACA. 大脑前动脉；PCA. 大脑后动脉；AHA. 垂体前动脉；SCA. 小脑上动脉

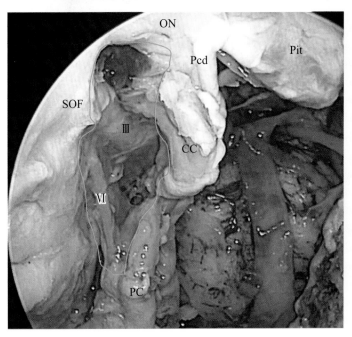

◀ 图 2-15　右侧海绵窦的大体解剖（蓝线勾画）

ON. 视神经；SOF. 眶上裂；PC. 斜坡旁颈内动脉；CC. 海绵窦段颈动脉；Pcd. 斜坡旁颈内动脉；Pit. 移位的垂体；Ⅲ. 动眼神经；Ⅵ. 外展神经

　　许多称之为海绵间窦的静脉通道连接着双侧海绵窦。这些窦位于垂体的前、后和下方[1]。每个海绵窦都是一个静脉湖，通过海绵窦与多个静脉分支如基底静脉丛、岩上窦和岩下窦、眼上静脉和眼下静脉、圆孔静脉、卵圆孔和棘孔静脉、脉管静脉、大脑中深静脉、侧裂浅静脉和对侧海绵窦在空间上相互交通。

　　颈动脉将海绵窦分成多个静脉腔，如上、下、外侧和后腔，这些腔可被垂体腺瘤选择性占据。上腔室形成在颈动脉床突旁部分和海绵窦顶之间。动眼神经的下部位于该腔室的后外侧，下腔室形成在海绵状颈动脉的水平部分下方和颈旁动脉。在该区域形成静脉湖，由海绵窦、岩骨静脉窦和基底窦汇合形成。外展神经和交感神经丛位于该隔室中。静脉湖中过度填塞可能导致术后外展神经麻痹。后腔位于斜坡旁颈内动脉和海绵窦段颈内动脉交界处的后面。外展神经从该隔室的下侧进入。最后，外侧腔位于海绵窦段颈内动脉的外侧。所有的颅神经都位于该腔室中，并进入眶上裂[5]。

　　鞍上间隙从鞍膈向上延伸至第三脑室底。它可以通过磨除鞍结节和蝶骨平台进入。前壁由鞍结节、视交叉、终板、大脑前动脉及其交通支构成。侧壁由颈内动脉、视束、脉络膜前血管和大脑后动脉组成。后壁由后穿孔物质和大脑脚组成。视神经穿过鞍上间隙[6]（图 2-16）。

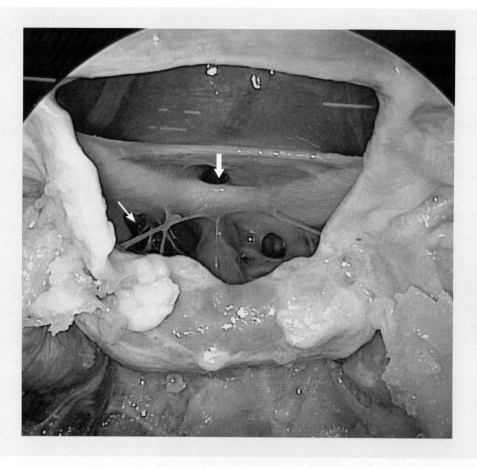

▲ 图 2-16　示鞍上间隙的大体解剖影像

可见视交叉（白粗箭）将鞍上间隙分为视交叉上间隙和视交叉下间隙，可见供应垂体柄和视交叉的垂体分支动脉（白细箭）

视交叉位于第三脑室前壁与底板的交界处。视交叉将鞍上间隙分为视交叉上间隙、视交叉下间隙和视交叉后间隙，位于视交叉上方的结构有大脑前通动脉、前交通动脉、终板和第三脑室。视交叉下方是鞍膈和垂体，外侧是颈内动脉，后方是漏斗。漏斗状隐窝位于视交叉后面的垂体柄底部[5]。

## 参考文献

[1] Singh A, Wessell A, Anand VK, Schwartz T. Surgical anatomy and physiology for the skull base surgeon. Otolaryngology 2011;22:184-193

[2] Fernandez-Miranda JC, Prevedello DM, Madhok R, et al. Sphenoid septations and their relationship with internal carotid arteries: anatomical and radiological study. Laryngoscope 2009;1 19( 10): 1893-1896

[3] Singh A, Roth J, Anand VK, et al, Anatomy of the pituitary gland and parasellar areas. In: Schwartz TH, Anand VK, eds. Endoscopic Pituitary Surgery- A Comprehensive Guide. New York, NY: Thieme; 2011

[4] Mangussi-Gomes J, Beer-Furlan A, Balsalobre L, Vellutini EA, Stamm AC. Endoscopic Endonasal management of skull base chordomas. Otolaryngol Clin North Am 2016;49(1):167-182

[5] Patel CR, Fernandez-Miranda JC, Wang WH, Wang EW. Skull base anatomy. Otolaryngol Clin North Am 201 6;49( 1):9-20

[6] Perneczky A, Tschabitscher M, Resch KDM. Endoscopic Anatomy for Neurosurgery. New York, NY: Thieme; 1993

# 第 3 章 术前评估
## Pre-operative Assessment for Surgery

C. E. Deopujari　Sai Spoorthi Nayak　著
吴日乐　张晓军　刘健刚　赵　琪　译
张洪钿　校

## 一、症状与体征

### （一）现病史

患者可能出现以下一种或多种主要症状。

● 头痛。

● 视觉症状。

● 激素功能障碍。

● 罕见的症状，如感染、脑膜炎、疲劳、电解质紊乱和癫痫发作。

**1. 头痛**

患者经常抱怨轻度头痛，通常是眼眶后和牵扯性头痛。由于肿瘤在鞍上方向生长缓慢并引起鞍膈牵拉，头痛的发作可能是隐匿的，并逐渐进展，头痛可能是早期最常见、最重要的症状。有时这可能是唯一的症状。如果肿瘤未被发现并继续生长，鞍膈可能会被推移，当鞍膈上的张力被释放了，头痛可能会停止。这是一个潜伏期，这个时期内，患者可能没有症状，导致医生可能会忽视患者的症状，或者患者可能会推迟去看医生。

在这个阶段未被发现的肿瘤可能继续生长，最终导致颅内压升高。这时患者又出现头痛。然而，现在头痛的性质不同了，是一种搏动性头痛。它可能与颅内压升高的其他症状有关，如喷射状呕吐和视物模糊等。

严重的急性头痛伴新的神经系统症状是垂体卒中的特征，可能伴有肿瘤内出血或坏死。

**2. 视觉症状**

通常，视觉症状是逐渐出现的。患者可能有视野缺损、单眼或双眼视力下降或复视。

视野缺损首先是由于视交叉被肿瘤抬起导致的，其进展非常隐蔽以至于患者有时可能不知道出现了视野的缺陷。如果在这个阶段进行视野检查，通常会显示一个或两个颞区的上象限出现缺损。多次到眼科诊所就诊可能会让患者配镜、接受类固醇注射，甚至白内障手术。根据病变的大小、位置和类型，患者的视觉障碍会有所不同。垂体和鞍上区病变会导致视野缺损和逐渐丧失视力，主要是双颞叶偏盲。其他的病变，如颅咽管瘤，视野缺损可能是不对称的。

视力通常不受影响，除了浸润视神经鞘的肿瘤，例如脑膜瘤。不对称或大型垂体瘤可导致严重的视力丧失。在被忽视的病例或脑瘤卒中患者中，我们仍偶有单侧或双侧失明的病例。

海绵窦病变通过影响眼球运动而引起复视，最常见的原因是 CN Ⅵ 麻痹。恶性肿瘤和侵袭性病变会更早地累及颅神经和血管。当病变向海绵窦外侧延伸时，患者可能会出现不同程度的眼肌麻痹和复视，这是由于 CN Ⅱ、Ⅳ 和 Ⅵ 的受累所致。

在脊索瘤等肿瘤中，复视比视力丧失更为常见。

在鞍上肿瘤中，鞍上病变压迫或侵犯中脑间脑区，或在双颞叶偏盲的情况下出现失明。患者有时会出现眼球震颤，尤其是儿童，其特征性的眼球跷跷板运动是典型的视交叉胶质瘤[1]。

**3. 激素功能障碍**

垂体功能亢进是一个容易诊断的常见病。泌乳素瘤、促肾上腺皮质激素（ACTH）分泌性肿瘤（库欣病）和生长激素（GH）分泌性肿瘤（肢端肥大症）在分泌性肿瘤中很常见。

催乳素瘤是最常见的高分泌性垂体腺瘤，在女性中很容易诊断，因为女性患者有原发性闭经及非孕期的泌乳现象。患者可能会出现不孕症到产科诊所（继发性闭经）就诊，并可能被建议人工授精和药物治疗。然而，泌乳素瘤在男性患者中很难诊断。这是因为男性患者通常会出现缺乏性欲、面部毛发和胸部毛发脱落的症状，许多人没有注意到或者不愿意透露。

儿童和成人的库欣病表现为体重增加、色素沉着、多毛和满月脸。垂体库欣病与肾上腺库欣病可能很难鉴别诊断，可能需要内分泌学专家的专业知识。

成人生长激素分泌性肿瘤患者表现为肢端肥大症，手掌和脚趾增大，面部特征粗糙，舌头和鼻子增大。儿童生长激素分泌性肿瘤会出现巨人症。

垂体功能减退：在大型肿瘤中，正常垂体受到压迫，可能导致垂体功能低下。由于肿瘤的生长是隐匿的，患者可能会出现模糊的非特异性临床症状，如体重减轻、疲劳等。事实上，许多患者甚至可能无法被诊断为垂体功能减退症，除非进行适当的检查。生长激素缺乏症的儿童可能表现出发育迟缓或生长不足的特征。激素缺乏等同于靶器官功能丧失。

**4. 罕见的症状**

(1) 脑膜炎：除非有脑脊液（CSF）漏或有早期手术史，否则通常不会发生脑膜炎。恶性肿瘤侵蚀颅底和硬脑膜可导致脑脊液渗漏。偶尔有患者放疗后或肿瘤体积突然缩小（如经药物治疗的催乳素瘤有脑脊液漏），这类患者有脑膜炎发生的潜在危险。

(2) 疲劳：许多低钠血症、低皮质醇血症患者可能以隐匿性疲劳起病为主要症状。甲状腺功能减退症患者也可能出现这种情况。也可能有生长激素缺乏，可以加重症状。

(3) 电解质紊乱：低钠血症可能是垂体瘤的第一表现，而尿崩症可能是生殖细胞瘤 / 颅咽管瘤的第一表现。

(4) 癫痫发作：癫痫发作可能偶尔发生于肿瘤在额下 / 颞下方向的鞍上延伸。即使没有鞍上扩张，也可能是低钠 / 高钠血症。

## （二）开始 - 进展

症状的持续时间将取决于严重程度和患者对手术的看法。在相当长的一段时间里，潜在的视力丧失或头痛可能已经被很好地耐受或者忍受忽视了很长一段时间。然而，如果出现垂体瘤卒中，会很快得到诊断。大部分颅底病变为非功能性垂体腺瘤，生长缓慢，多数情况下不需要紧急手术，因此患者可以择期干预，脑膜瘤的情况也类似。另一方面，分泌性腺瘤、颅咽管瘤和脊索瘤等大多数其他病变都需要早期干预。泌乳素瘤通常易于接受药物治疗，只有在药物治疗失败或特殊情况下（如瘤内出血或神经血管受累）才需要手术。

## （三）检查

必须进行全身检查，以评估所有的系统功能和生命参数。全身检查将包括寻找肢端肥大症或库欣病的迹象，如前所述。高血压是库欣病和肢端肥大症患者的特征之一，需要合理控制。

完整的神经系统检查应包括对所有颅神经的详细检查。需要评估眼球运动、视力、视野和眼底镜检查。检查鼻腔也很重要。内镜检查将提供鼻中隔、鼻甲或是否存在任何感染的信息，这为手术计划以及术前应用抗生素提供指导。

## （四）患者术前评估

### 放射学

(1) MR 扫描：磁共振（MR）扫描是术前颅内鉴别诊断的金标准，高质量的扫描是所有病例的先决条件。必要时，在基础扫描基础上，再增加增强扫描或磁共振血管造影的检查。放射科医生在基于不同序列 MR 扫描的图像来进行鉴别诊断并得出更准确的诊断，从而能够与管理团队进行全面的讨论。

MR 还可以很好地区分病变与正常组织，能够评估硬脑膜和眼眶的侵犯或受累，能将肿瘤与鼻窦炎相鉴别，能区分囊性病变和实体病变。此外，我们还可以研究血管与肿瘤的关系，是否有血管的包埋、浸润或仅仅是血管的挤压，从而探讨手术的内在风险。我们也许可以从 MR 研究中猜测肿瘤是软的、可吮吸的，还是硬的、难以切除的，尽管这些评估可能并不总是正确的。

(2) CT 扫描：在鼻腔内镜颅底外科手术中，计算机断层扫描（CT）是必需的，因为它决定了手术的路径。如果只是为了检查鼻旁窦，那么 CT 平扫检查就足够了，但如果为了制定手术计划，那么轴位、冠状位和矢状位的扫描均需要，以便于正确规划。需要关注的部位包括鼻中隔偏曲、大疱性鼻甲、鼻窦（特别是蝶骨）气化、炎症的存在、后筛骨细胞与蝶骨和视神经的关系。鼻中隔偏曲或尖锐骨刺的存在影响 Hadad 皮瓣的获取。其他值得关注的区域是蝶窦间隔，它可能会偏向一侧的颈内动脉（ICA）或视神经管、颅底和平面的斜坡、侵蚀区域（如有）、鞍区大小等。

在回顾病史中，我们会先检查鼻中隔后部是否进行了鼻中隔切除、鼻甲切除、粘连、蝶鞍骨质缺损的情况以及蝶腭孔与蝶窦前壁的关系，以评估是否有可能使用 Hadad 皮瓣。

建议在回顾病史中进行鼻内镜诊断检查，以寻找 CT 扫描中可能遗漏的任何粘连或鞍膈穿孔。

影像学的细节内容可以参考第 4 章。

# 二、实验室检查

## （一）激素评估

应检查所有患者的血清泌乳素水平、皮质醇和甲状腺素水平（表 3-1）。

对于泌乳素瘤，低于 100ng/ml 的泌乳素水平被认为是"垂体柄效应"的表现。100～200ng/ml 的水平被认为是临界值。大于 200ng/ml 的水平可以确诊泌乳素瘤。卡麦角林（0.5mg，每周 2 次）是治疗泌乳素瘤的首选一线药物，已使 15%～20% 的病例不需要手术。

**表 3-1　根据 NABL 指南显示正常激素值**

| | |
| --- | --- |
| 泌乳素 | 正常男性：1.5～19ng/ml<br>正常女性：1.3～25ng/ml<br>更年期女性：0.7～19ng/ml<br>孕妇：10～50ng/ml |
| 卵泡刺激素（FSH） | 1.5～12.4mU/ml |
| 促黄体生成素（LH） | 1.7～8.6mU/ml |
| 睾酮 | 2.8～3nmol/L |
| 血清皮质醇 | 7:00—9:00am：4.3～22.4μg/dl<br>3:00—5:00pm：3.09～16.66μg/dl |
| 游离 $T_3$ | 1.4～3.48pg/ml |
| 游离 $T_4$ | 0.71～1.85ng/dl |
| 游离促甲状腺素（TSH） | 0.49～4.67μU/ml |
| 生长激素（GH） | ＜5ng/ml |
| 胰岛素样生长因子（IGF） | 180～200ng/ml |

每天检查血清皮质醇水平，即上午 8 点钟和下午 4 点钟。值根据年龄、性别和实验室校准而不同。低血清皮质醇水平需要术前补充氢化可的松，并在术后即刻迅速减少。长期类固醇替代的决定是基于停止最后一次补充剂量后至少 48 至 72 小时内激素的再分布情况。皮质醇对口服葡萄糖耐量试验的反应是鉴别库欣综合征和假性库欣综合征的良好筛选工具。区分垂体库欣病和异位 ACTH 来源的方法包括脑 MRI、促肾上腺皮质激素释放（CRH）刺激试验、尿皮质醇水平、腹部超声和大剂量地塞米松抑制试验，这被认为是主要的非侵入性诊断检查。双侧岩下窦采血应在 MRI 对库欣病的诊断结果不清楚时进行[2]。

生长激素水平大于 10ng/ml 是分泌性垂体腺瘤的一个标志，尽管升高的水平在预测疾病的活动状态方面非常不一致。胰岛素样生长因子 1（IGF-1）是一个较好的指标。理想的手术切除术应使生长激素在术后即刻降至小于 2ng/ml。IGF 结合蛋白 3（IGFBP-3）是恶性肿瘤的标志物。

### （二）眼底镜和视野检查

术前应仔细评估每只眼睛在每个象限以及整个视野的视野缺损。比较双眼视野缺损的对称性，视野缺损的大小可能与视神经的压迫程度和视交叉有关。术前视野检查是显示术前视野丧失程度的重要依据。它也可以作为一个工具来比较术后视野恢复的情况

做眼底镜检查是为了评估视神经萎缩的程度，也为了检测是否存在早期颅内压增高的情况。

---

## 参考文献

[1] Moura FC, Gonçalves AC, Monteiro ML Seesaw nystagmus caused by giant pituitary adenoma: case report. Arq Neuropsiquiatr 2006;64(1):139-141

[2] Gross BA, Mindea SA, Pick AJ, Chandler JP, Batjer HH. Diagnostic approach to Cushing disease. Neurosurg Focus 2007;23(3):E1

# 第 4 章　影像学检查的必要条件
## Radiological Investigations: A Prerequisite

Sonali Shah　**著**

曾　旭　刘健刚　赵　琪　滑祥廷　**译**

张洪钿　**校**

随着近年来经鼻入路内镜技术在颅底病变的治疗中的快速发展，这一技术得到了越来越广泛的应用。经鼻手术的过程主要包括 3 个部分。

1. 通过鼻窦腔建立一条通往颅底结构的手术通路。

2. 根据病变类型、位置和大小等情况及病理类型对病变进行切除。

3. 对颅底结构进行重建，使得鼻腔和颅内结构的解剖屏障得以重新构建，从而避免出现脑脊液（CSF）漏及其他手术导致的并发症。

所以，患者术前的高分辨率影像学检查对于颅底病变做充分的手术前计划和准备至关重要。

脑磁共振（MR）成像是针对颅内及颅底病变影像学检查的金标准。同时，CT 成像虽然被认为是一种辅助工具，但它是 MR 成像的一个重要的辅助手段，因为它有助于通过检测钙化和描述骨质增生、渗透性溶骨性侵蚀和骨重建等形式的骨受累类型来确定病变的特征。CT 成像对于提供鼻腔的正常结构和各种解剖变异的信息至关重要，因为鼻腔结构对于手术入路的选择有重要影响。

CT/MR 血管成像可以帮助评估颅底及颅内的重要血管以及这些血管与病变部位的关系，同时可以检查到可能的血管异常表现，如动脉瘤。

一个专门用于评估颅底病变的最优序列——鞍区序列的 MR 扫描包含以下序列[1,2]。

● 鞍区小视野的 $T_1$ 加权冠状位和矢状位的薄层扫描。

● 鞍区小视野的 $T_2$ 加权冠状位的薄层抑脂扫描。

● 鞍区小视野的 $T_1$ 加权冠状位和矢状位的薄层增强扫描。

● 全脑的压水（FLAIR）序列、梯度序列、弥散加权和增强序列成像。

● 轴位的薄层平扫和增强成像并不强制要求。

冠状位的动态增强核磁扫描对于评估垂体微腺瘤有时候是必需的，而且在有些中心对于所有的鞍区及鞍上病变，都要常规进行冠状位的动态增强核磁扫描[3]。

为了在术前对患有颅底病变的患者进行更好的评估，当传统的影像学检查无法清楚地识别病变的时候，通常会建议进行高分辨率三维颅底 MR 成像检查，用来辨别病变与周围相关的神经血管结构的关系，同时评估颅神经节段和探查细微的肿瘤延伸。Blitz 及其同事们[4] 还同时应用反转回复时间（STIR）序列，稳态图像构造干扰序列（CISS）和呼吸容量控制（VIBE）下的 $T_1$ 加权平扫和对比扫描对病变进行评估。

多层螺旋 CT 成像可以通过在轴位平面的亚毫米级别薄层成像对颅底进行体积采集，进而可以根据最大层厚 1mm 的骨窗及软组织窗的成像结果在矢状位、冠状位和轴位三个平面水平进行重建。当磁共振（MR）扫描无法应用时，对于所有的专门针对鞍区结构的影像检查都必须应用对比剂进行增强扫描。

在微侵袭手术过程中，神经导航系统的应用对于病变的准确定位有很大帮助。导航系统可以 CT 或 MRI 的影像为基础进行。尽管 MR 成像有更高的空间分辨率，但其只能提供较少的骨质结构的具体信息，而在传统的经鼻内镜手术中，骨质结构是引导手术的重要解剖标志，因而 CT 影像为基础的导航在这里更占优势。在 CT 成像的神经导航中，在不倾斜机架的情况下，要将从下颌到头顶的范围进行层厚 1mm 的连续轴位扫描，像素要求为 512×512 像素矩阵，平扫或者增强扫描均可。这样就使得根据患者术前的 CT 成像，于术中根据成像进行相关注册，从而可以在手术中得到根据患者的解剖结构做出的三维手术路线图，为术者提供准确的病变位置和轴位相关结构。这种术中导航技术使术者在术中对解剖结构的定位更加准确，减少了并发症的发生，同时提高了手术效率[5]（图 4-1）。

CT 血管成像（CTA）也可以应用于神经导航手术中，特别是在颅底病变的经蝶窦入路手术中，在病变周围有重要的血管结构时更有意义。神经外科医生可以通过手术中显示病灶、骨骼和血管的三维重建来获得更多的信息。

## 一、常见的颅底病变

### （一）垂体腺瘤

垂体腺瘤是鞍区最常见的肿瘤，是 WHO I 级肿瘤，很少发生恶变。垂体腺瘤可以根据肿瘤大小分为微腺瘤（< 10mm）和大腺瘤（> 10mm），或者根据有无激素分泌分为有功能腺瘤或者无功能腺瘤，其中最常见的有功能腺瘤为泌乳素腺瘤。

正常情况下，垂体前叶在 $T_1$ 和 $T_2$ 加权像中表现为与脑灰质一致的等信号，中到高强度的均匀强化。

在动态强化成像中，垂体前叶表现为进行性的快速强化。垂体后叶在 $T_1$ 加权像中表现为低信号，而在 $T_2$ 加权像表现为等信号或高信号影（图 4-2）。

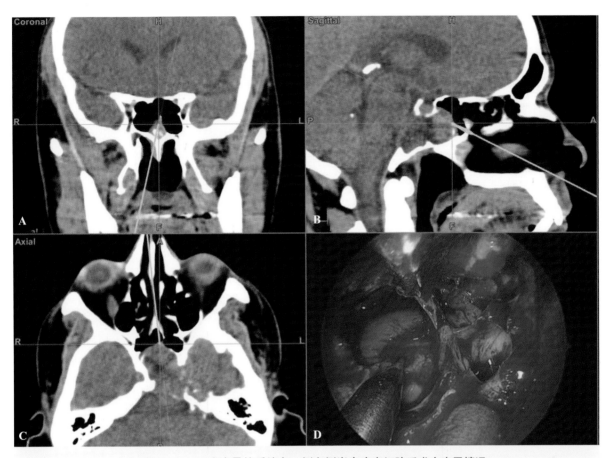

▲ 图 4-1　**CT 术中导航系统在一例左侧岩尖病变切除手术中应用情况**
导航指针（蓝线）分别在冠状位（A）、矢状位（B）、轴位（C）和内镜视角下（D）指向病变部位，病变填满了蝶窦腔

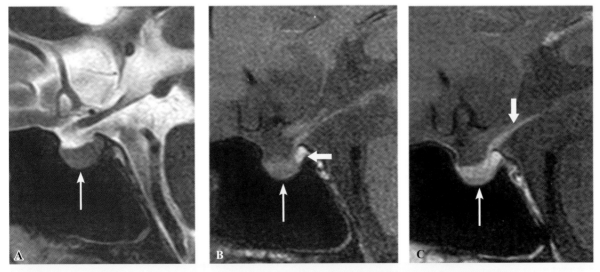

▲ 图 4-2　**正常垂体（白细箭），矢状位 $T_2$ 加权像（A）、$T_1$ 加权矢状位平扫像（B）显示垂体后叶为高信号影（白粗箭），$T_1$ 加权增强成像（C）显示的垂体漏斗部（白粗箭）**

　　垂体微腺瘤可在影像学上偶然发现，也可表现为内分泌功能障碍，常见于年轻女性患者。在平扫成像中，它们可能表现为 3～4mm 大小的病变，在动态增强成像中诊断会更明确，因为微腺瘤表现出不明显和延迟的强化，并在明显强化的正常垂体中显得更为突出（图 4-3，图 4-4）。

　　垂体大腺瘤是较大的病变，常见于中年人，表现为头痛、视觉障碍或内分泌功能障碍。它们是大小不一的增强的鞍及鞍上结节样病变（图 4-5），在 T₁ 加权图像上表现为正常腺体的等信号或者低信号，在 T₂ 加权图像上表现为与大脑皮质等信号，病变常因内部出血或囊变而出现各种异质性改变（图 4-6）。肿瘤有时会侵蚀鞍底骨质并延伸扩展进入蝶窦腔内（图 4-5），而在颅内通常会突破鞍膈向鞍上延伸，从而形成一种典型的"雪人征"或者"8 字征"，对视交叉及大脑前动脉的 A₁ 段形成挤压占位效应（图 4-7）。需要经常注意到肿瘤是否向鞍旁区域延伸并使颈内动脉和海绵窦受累，必须根据影像表现进行详细分析（图 4-6）。

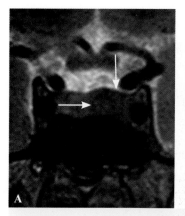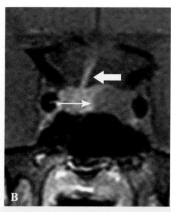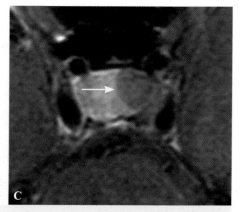

▲ 图 4-3　T₂ 加权冠状位（A）、冠状位（B）及轴位（C）显示增强后的 T₁ 加权成像显示微弱强化的垂体微腺瘤（白细箭）累及左侧，导致垂体柄向对侧移位（白粗箭）

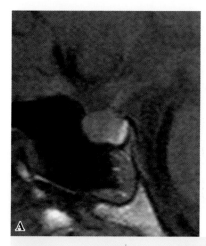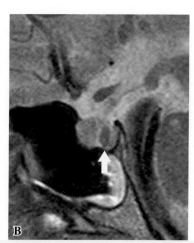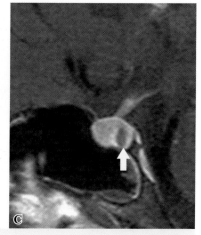

▲ 图 4-4　T₁ 加权像（A）、T₂ 加权像（B）和 T₁ 加权矢状位（C）磁共振成像显示腺垂体内一个小的低增强病变，有液平，表现为微腺瘤伴出血（白箭）。需要与 Rathke 裂囊肿进行仔细鉴别

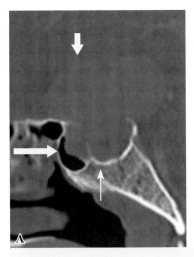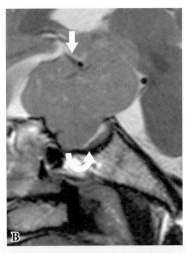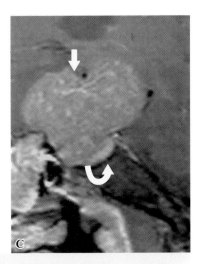

▲ 图 4-5　矢状位（A）CT 骨窗显示鞍区 - 鞍上区肿物（短白粗箭），导致鞍区扩张和骨质侵蚀（细白箭），并延伸至蝶窦（长白粗箭），T₂ 加权矢状位（B）和 T₁ 加权后（C）的 MR 图像显示垂体大腺瘤（白粗箭），正常垂体受压沿鞍底分布（白弯箭）

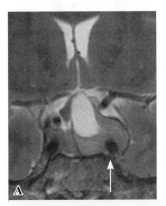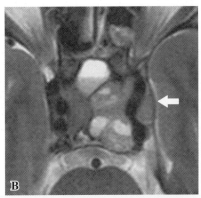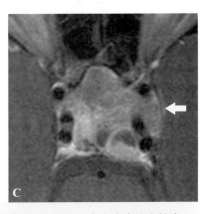

▲ 图 4-6　冠状位（A）、轴位（b）T₂ 加权像和轴位增强后的 T₁ 加权像（C）显示一个大腺瘤伴囊性变。左侧鞍旁扩张（短白粗箭）穿过颈动脉外侧边界，明显包绕颈内动脉（细白箭），左侧海绵窦侧面膨出，提示海绵窦受到侵犯

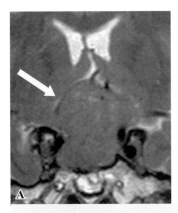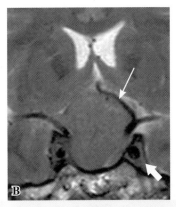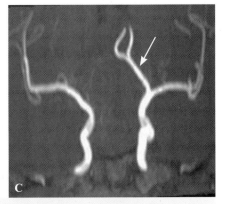

▲ 图 4-7　冠状位 T₂ 加权像（A）显示一个巨大的垂体大腺瘤导致右侧视交叉（长白粗箭）和左侧大脑前动脉 A₁ 段（B，白细箭）向上移位。MR 血管成像（C）显示左侧大脑前动脉 A₁ 段向颅内方向移位，血管管腔未见狭窄（白细箭）

　　垂体卒中更多可见于垂体大腺瘤，以出血为主。大量的出血常在 MRI 平扫检查中发现，在 $T_1$ 加权图像上表现为高信号，在 $T_2$ 加权和梯度加权像上表现为极低信号，无论有无液平信号，对比剂增强后可见周围强化和中央大面积坏死（图 4-8）。

　　侵袭性垂体大腺瘤侵及斜坡非常少见，通常会被误诊为原发于斜坡的肿瘤或者脑膜瘤。斜坡受到侵袭多见于体积较大的肿瘤及零细胞亚型，多伴有较高的手术并发症发生率和肿瘤复发率（图 4-9）。

### （二）脑膜瘤

　　脑膜瘤是成人最常见的颅内轴外肿瘤，5%～10% 发生在鞍上区和鞍旁区。这些脑膜瘤以其位置命名，如蝶骨平台、鞍结节、鞍膈、鞍旁或斜坡脑膜瘤（图 4-10）。

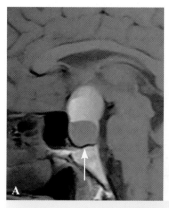
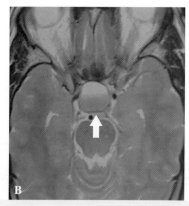
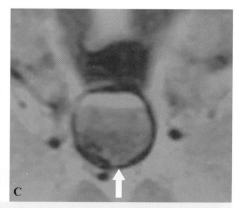

▲ 图 4-8　矢状位 $T_1$ 加权像（A）显示鞍区 - 鞍上区病变（白细箭）与 $T_2$ 加权像（B）和轴位梯度加权像（C）显示血流信号水平（白粗箭），提示垂体大腺瘤卒中

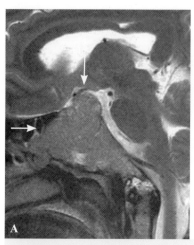
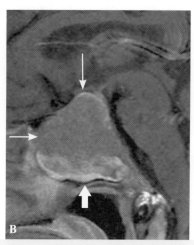
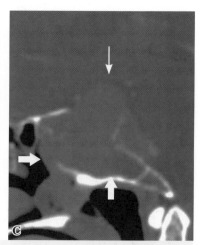

▲ 图 4-9　$T_2$ 加权像（A）$T_1$ 加权 MR 成像（B）和 CT 矢状位成像（C）显示鞍区 - 鞍上病变（白细箭），侵蚀鞍区及斜坡骨质延伸进入蝶窦（白粗箭），提示为侵袭性垂体大腺瘤

脑膜瘤在 CT 平扫图像上表现为高密度；在磁共振 $T_1$ 和 $T_2$ 加权像上，表现为与脑灰质接近的等信号，表现为均匀的中到高度的强化，多可见硬膜尾强化表现（脑膜尾征），多数情况弥散受限并伴有钙化表现。大多数鞍结节脑膜瘤可见于鞍上区域，与垂体组织有正常边界区分（图 4-10）。然而，一些更大的病变扩展到鞍区和鞍旁区域，类似于垂体大腺瘤的表现（图 4-11）。重要的是要对两者进行鉴别，以决定最佳的手术方式，经蝶窦入路通常用于切除垂体大腺瘤，而开颅手术可能是脑膜瘤手术的首选[6]。

鉴别脑膜瘤和垂体大腺瘤的关键是找到移位并与病变组织存在明确界线的垂体组织。除此之外，脑膜瘤通常信号更加均匀，伴有骨质增生、侵蚀和硬膜尾部强化（脑膜尾征）。脑膜瘤也倾向于挤压颈内动脉造成移位，而不是像垂体大腺瘤那样对其形成包绕。

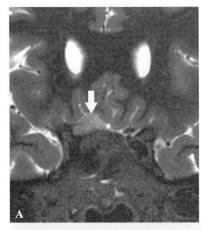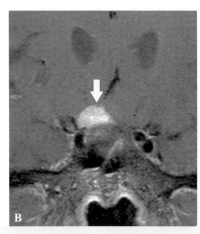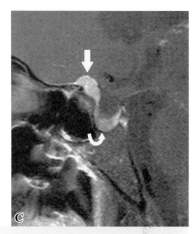

▲ 图 4-10　冠状位 $T_2$ 加权（A）、$T_1$ 加权（B）和 $T_1$ 加权强化图像（C）显示一个强化的脑膜瘤（白粗箭），向鞍区的延伸部分很小，但与正常垂体腺体有明显界线（白弯箭）

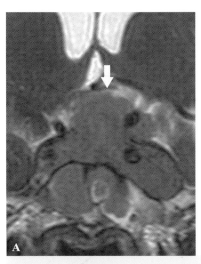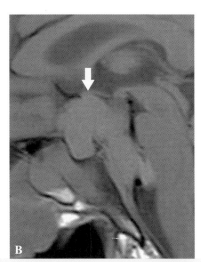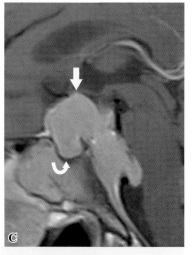

▲ 图 4-11　冠状位 $T_2$ 加权像（A）、矢状位 $T_1$ 加权像（B）和磁共振增强图像（C）显示一个明显强化的鞍区 - 鞍上区域脑膜瘤（白粗箭），延伸至斜坡后和蝶窦，与垂体组织无明显界线，非常类似垂体大腺瘤。注意：正常大小的蝶鞍（白弯箭）提示该病变可能并不来源于垂体

### （三）Rathke 裂囊肿

Rathke 裂囊肿是在脑垂体发育过程中产生的 Rathke 囊袋残余，可能被偶然发现或在 40—50 岁时因出现垂体功能障碍、头痛或视觉障碍等症状而被发现。这些囊肿可见于鞍区，有或没有向鞍上延伸，或单纯为鞍上囊肿，但通常位于视交叉下方。

在 CT 成像上，囊肿表现为低密度影伴有囊壁钙化，而在 MR 成像上，囊肿的信号强度因囊内蛋白含量的不同而变化，通常在 $T_1$ 图像上表现为高信号，在 $T_2$ 图像上表现为高信号到低信号，其内部未见增强。有时可见无强化的囊内结节（图 4-12）。

小的鞍内囊肿可能与垂体微腺瘤混淆（图 4-4），而较大的鞍上囊肿必须与囊性颅咽管瘤相鉴别。

### （四）颅咽管瘤

颅咽管瘤是一种非神经胶质肿瘤，来源于 Rathke 囊袋的上皮细胞，发病年龄呈现为两个高峰阶段。第一个发病高峰在少年时期（10—20 岁），其病理类型主要为牙釉质型。肿瘤多为复杂的囊实性病变，其实性成分影像学表现为强化和钙化。由于囊液蛋白质含量高，肿瘤囊性成分在 $T_1$ 图像上可表现为低至高信号，而在 $T_2$ 图像上则表现为高信号（图 4-13）。与 Rathke 囊肿不同，颅咽管瘤囊壁较厚，同时实性成分表现为明显强化和钙化（图 4-14）。

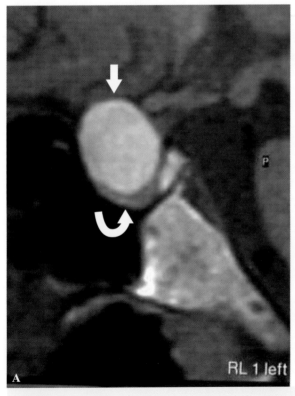
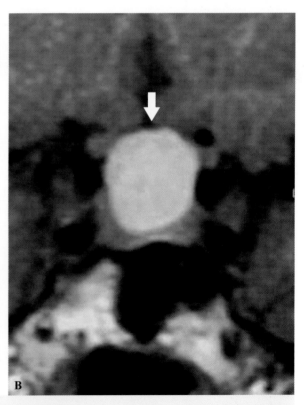

▲ 图 4-12　矢状位 $T_1$ 加权（**A**）和冠状位 $T_1$ 加权成像（**B**）显示鞍区及鞍上区域病变（白粗箭）在 $T_1$ 加权像上表现为高信号，与垂体腺体组织有明显界线（白弯箭），提示病变为 **Rathke 裂囊肿**

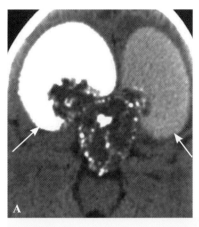
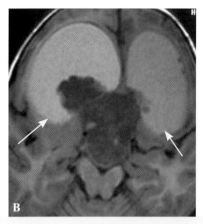
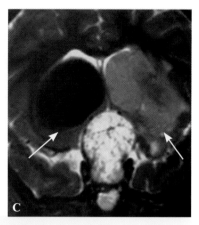

▲ 图 4-13　CT 轴位（A）、轴位 T₁ 加权像（B）、冠状位 T₂ 加权（C）磁共振成像显示多房性以囊性为主的鞍区 - 鞍上区域病变（白细箭），CT 成像为混杂密度伴有钙化表现，在 T₁ 加权像上呈高信号，在 T₂ 图像上呈混杂信号，这是典型颅咽管瘤表现

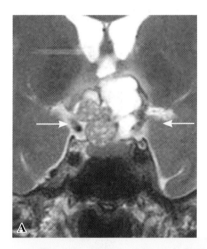
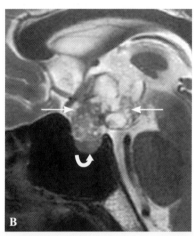
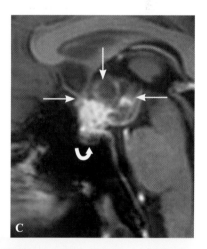

▲ 图 4-14　冠状位（A）和矢状位（B）T₂ 加权像和矢状位（C）T₁ 加权增强磁共振成像显示了一个部分强化的囊实性鞍区 - 鞍上区域病变（白细箭），在 T₂ 加权像上表现为不均匀的高信号影，提示为典型的颅咽管瘤。肿瘤与正常的脑垂体是分开的，有明显边界，脑垂体（白弯箭）被肿瘤压扁，沿鞍底分布

颅咽管瘤发病的第二个高峰期是 40—50 岁，多为实性肿块，乳头状分型，表现为不均匀强化。

### （五）垂体炎

这是一种自身免疫过程，常见于产后妇女，有时可见于中年男性，患有因糖尿病导致的尿崩或全垂体功能减退。病变累及垂体漏斗部或垂体柄，进而可能发展到整个垂体。在影像学上，出现垂体柄增粗，失去正常垂体后叶的信号亮度，还有不同程度的垂体增大，后者的征象类似垂体大腺瘤的表现。垂体炎可伴有邻近硬脑膜和蝶窦的强化（图 4-15）。

肉芽肿性垂体炎可能是由于脑垂体肉芽肿累及所致，尤其在印度国内最常见的病因为结核病，表现为不均匀的强化。

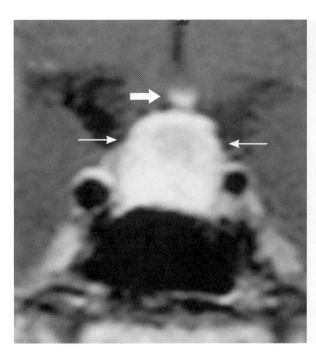

◀ **图 4-15** 冠状位 $T_1$ 加权增强的磁共振成像显示鞍区 - 鞍上区域病变强化（白细箭），强化均匀，垂体柄部增厚（白粗箭），在适当的临床表现证据下，有可能提示垂体发生垂体炎性病变

## （六）脊索瘤

脊索瘤是一种生长缓慢、罕见的恶性肿瘤，起源于发育过程中脊索的残余，其中超过 1/3 的肿瘤起源于斜坡位于蝶骨 – 枕骨结合部位的软骨组织，其颅内软组织成分导致脑干和颅神经受压。通常表现为头痛或由于占位效应导致的脑干或颅神经症状，脊索瘤可见于任何年龄，但一般发病年龄在 30—50 岁。

在 CT 成像中显示为中线或中线旁可被放射线探测到的骨质溶解破坏，很可能是骨质被破坏的残余，而不是钙化。在磁共振成像上，病变在 $T_1$ 加权像上表现为等至极低信号，在 $T_2$ 加权像上表现为明显的高信号，伴有不均匀的或轻度强化（图 4-16）。

## （七）软骨肉瘤

这是一种原发的软骨性肿瘤，位于颅底，常见于中线外侧的枕骨 – 岩骨交界处的软骨联合部位。本病通常在中年发病，主要表现为头痛，同时视其位置和侵袭范围，出现颅神经麻痹症状。

在 CT 成像上表现为膨胀性溶骨性病变，具有典型的环状和弧形软骨样钙化。在磁共振成像上，就像其他软骨样肿瘤一样，通常在 $T_2$ 加权像显示为相当程度的高信号和强化。肿瘤位于中线外侧，典型的软骨样钙化有助于与脊索瘤相鉴别（图 4-17）。

## （八）下丘脑 – 视交叉胶质瘤

视交叉及视神经部位的胶质瘤多数为毛细胞型的星形胶质细胞瘤，多见于 5—10 岁的 1 型神经纤维瘤病患儿。这种病变常表现为带有强化的囊壁结节的鞍上囊肿，或表现为完全实性的肿块，伴

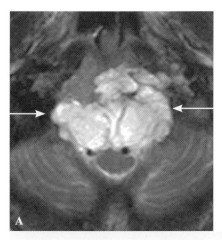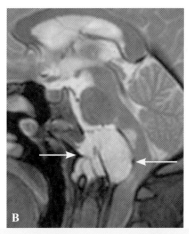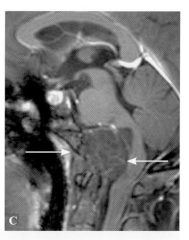

▲ 图 4-16　轴位（**A**）、矢状位（**B**）T$_2$ 加权像和矢状位（**c**）T$_1$ 加权增强磁共振成像显示一个位于中线的巨大膨胀性颅底肿块（白细箭）累及斜坡，在 T$_2$ 加权像上表现为明显的高信号，伴有轻度强化，提示诊断为脊索瘤

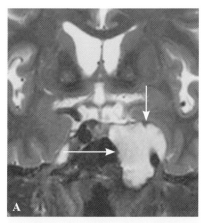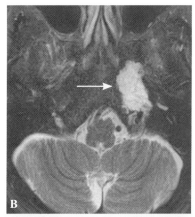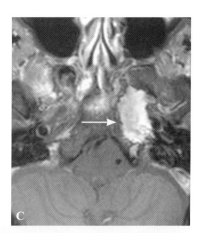

▲ 图 4-17　冠状位（**A**）、轴位（**B**）T$_2$ 加权像和 T$_1$ 加权增强像（**C**）显示，在左侧岩斜区软骨融合处有一个膨胀性的中线旁的颅底肿物（短的细箭头），在 T$_2$ 加权像上表现为极高信号，强化均匀，由于其位于中线旁，所以很可能是软骨肉瘤而不是脊索瘤

有不均匀或均匀的强化，与视交叉没有明显界线。这种病变属于 WHO Ⅰ级，尽管它们在影像学上表现的侵袭性可能具有一定的误导性，使它们被误认为恶性程度较高的肿瘤（图 4-18）。

### （九）动脉瘤

动脉瘤是在鞍区或鞍旁区域由颈内动脉颅内段发出的类似于脑膜瘤样的团块，在 CT 平扫成像中表现为高密度影；因此，必须要再行增强扫描。在一些很少见的病例中，动脉瘤会压迫正常垂体组织而使患者出现高泌乳素血症。在磁共振成像上，由于大量与血流相关的伪影效应，动脉瘤呈深黑色。血栓表现为信号强度改变的区域，呈现为层状外观。因而可能需要 CT、MR 或经导管的血管造影来充分描述动脉瘤的特征（图 4-19）。

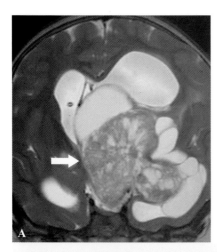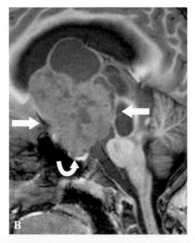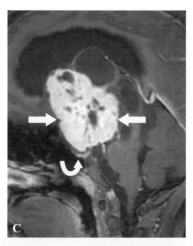

▲ 图4-18  冠状位 $T_2$ 平扫（A）和矢状位 $T_1$ 平扫（B）、增强后（C）的 MR 成像显示，在一个鞍区轻度扩张的中等年龄的儿童中有一个明显强化的大的鞍上区团块影（白粗箭），但与正常的脑垂体组织界线清楚（白弯箭），提示了病变为视交叉毛细胞星形胶质细胞瘤的可能性比较大

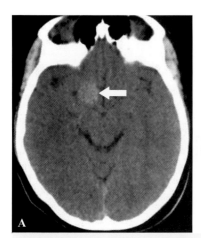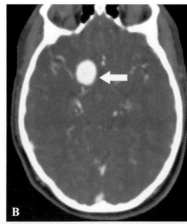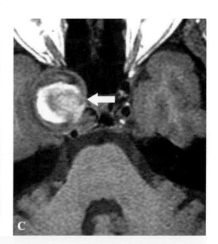

▲ 图4-19  平扫（A）、强化（B）的 CT 轴位成像及轴位 $T_1$ 加权磁共振成像（C）显示了右侧鞍旁的病变（白粗箭），在平片上显示为高密度，在增强图像上显示为明显强化，血流缓慢导致的 $T_1$ 加权磁共振成像中的高信号影提示动脉瘤

## 二、颅底肿瘤手术入路的选择

- 识别蝶鞍和垂体。
- 判断肿瘤是位于鞍区、鞍上、鞍旁，还是鞍下。
- 尝试判断垂体是否与病变分离，如果是，则找到垂体的位置，以免在经蝶窦入路时做硬膜切口或分离肿瘤的时候对正常垂体造成损伤。
- 识别垂体柄、颈内动脉颅内段、视交叉及下丘脑等结构。

- 进而继续描述病变是实性、囊性还是囊实性，以及病变是否显示钙化、出血或坏死。
- 通常情况下，病变在磁共振 $T_1$ 及 $T_2$ 加权像中的信号强度的信息会帮助缩小鉴别诊断的范围。
- 评估病变对相邻骨组织、神经血管结构、硬脑膜和大脑的确切的累及程度。
- 根据以上信息形成鉴别诊断。
- 再参考其他参数，这些参数有助于决定手术的可操作性和手术入路的选择。

磁共振成像是术前评估的关键，用以确定病灶的位置，描述其范围，评估病变形态及特征，从而形成一个鉴别诊断。

### （一）识别垂体

正常的脑垂体在磁共振成像上非常清晰，特别是在矢状面上。在增强扫描中，垂体前叶明显强化，而垂体后叶在 $T_1$ 平扫加权像上通常表现为高信号的聚集（"亮点"）（图 4-2）。

垂体大腺瘤可能与正常垂体之间无明显的界线，并将正常垂体压扁平或移向一侧。而其他非垂体来源的肿瘤常与正常垂体明显分开（图 4-10，图 4-12，图 4-14，图 4-18）。重要的是要知道正常腺体的位置，以便在不造成任何损伤的情况下安全地设计硬膜切口，并在肿瘤分离过程中识别并保留正常垂体。

对于垂体柄或垂体后叶的任何损伤都有导致垂体功能低下和尿崩症的风险。垂体柄还与垂体前动脉伴行，垂体前动脉供应视交叉。

### （二）形态描述

病变在 $T_1$ 和 $T_2$ 加权序列的磁共振成像信号强度，同时结合 CT 扫描的结果，往往有助于缩小病变鉴别诊断的范围。

脑膜瘤及垂体大腺瘤这两种肿瘤，通常在 $T_2$ 加权磁共振成像中表现为与脑灰质相同的等信号。垂体大腺瘤通常会因为囊性变或者出血导致呈现为不均匀的信号。囊性变在 $T_2$ 加权像中表现为高信号影，而出血在 $T_1$ 加权像中表现为不同程度的高信号影，在 $T_2$ 加权像中根据出血的时间造成梯度序列的改变，可以表现为从低信号到高信号。

脑膜瘤一般表现为均匀密度，在 CT 成像中可以发现肿瘤钙化和继发性骨质改变的局限性弥散。

脊索瘤和软骨肉瘤在 $T_2$ 加权像上表现为明显的高信号，与脑脊液信号强度非常相似，在增强扫描中显示出不同程度的强化。脊索瘤多见于中线部位，而软骨肉瘤位于中线旁，CT 成像上可见特征性的环状和弧形软骨样钙化。

$T_1$ 加权像的高信号病变常见于 Rathke 裂囊肿、颅咽管瘤、垂体卒中或垂体腺瘤出血。CT 扫描成像中出现钙化表现会更倾向于诊断为颅咽管瘤，而薄壁的囊性病变则更可能为 Rathke 囊肿。垂体卒中多表现为增大的垂体腺体，由于坏死的原因导致在增强扫描中不出现强化表现。

### （三）硬膜累及

对硬膜侵犯的检查是非常重要的，因为推荐使用颅面联合入路。硬脑膜会由于炎症反应或者肿瘤侵袭而增厚，同时明显强化。当硬膜结节样改变或线状增厚超过 5mm 时，应怀疑硬膜被侵袭[7]。

### （四）血管累及

垂体腺瘤侵犯海绵窦增加了与手术相关的致残率和死亡率，提示肿瘤具有侵袭性，尽管其病理组织学是良性的。对于侵袭海绵窦的放射学诊断并不简单，但是一些磁共振成像标准的建立对于疾病诊断和手术的术前计划提供了帮助[8]。

- 在磁共振冠状位成像上，通过海绵窦的内侧壁、外侧壁以及同侧颈内动脉海绵窦段和床突上段绘制颈内动脉线，分别得到颈动脉内侧线、颈动脉外侧线和颈动脉中位线（图 4-20）。这是 Knosp 等对海绵窦侵犯进行分级的基础[9]。
- 计算肿瘤包绕颈内动脉海绵窦段的百分比。
- 评估海绵窦的静脉间隔（图 4-20）。

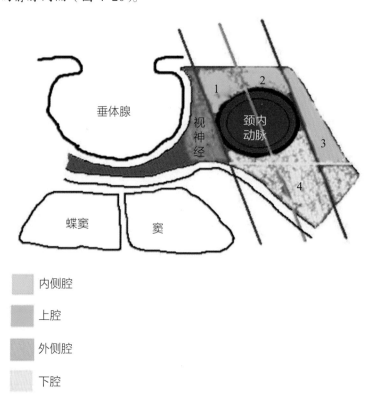

▲ 图 4-20　按 Knosp 等的分级标准对垂体大腺瘤侵犯海绵窦腔的程度进行分级

海绵窦被颈动脉内侧线（蓝色）、颈动脉中位线（绿色）和颈动脉外侧线（红色）分为 4 个腔室。肿瘤侵犯海绵窦的程度是根据肿瘤延伸到颈动脉分隔线的位置来分级的（表 4-1）。海绵窦也分为内、上、下、外侧静脉腔室来评估受侵犯的程度

如有下列情况，提示肿瘤未侵袭海绵窦。

- 在垂体腺瘤及海绵窦之间可见到正常的垂体组织。
- 可以看到正常的海绵窦内侧静脉间隔。
- 当肿瘤没有越过中线和颈动脉内侧线时。
- 包绕颈动脉海绵窦段少于 25% 的范围。

如有下列情况，提示肿瘤侵袭海绵窦。

- 病变越过颈动脉外侧线。
- 包绕颈动脉海绵窦段超过 67% 的范围。
- 颈动脉沟的间隔闭塞。
- 海绵窦不对称。
- 海绵窦外侧膨出。
- 海绵窦移位。

### （五）神经累及

由于大多数垂体病变的患者伴有视觉上的不适主诉，MRI 有助于定位视交叉，判断视交叉是否被病变压迫或浸润。当病变延伸到桥前池及桥小脑角池的时候，还需要评估第Ⅲ、第Ⅳ、第Ⅴ、第Ⅵ、第Ⅶ、第Ⅷ对脑神经在脑池内的部分是否受到病变的侵袭。

**表 4-1 Knosp 等对海绵窦受侵袭的分级 [9]**

| 0 级 | 腺瘤未触及颈动脉内侧线 |
|------|------------------------|
| 1 级 | 腺瘤延伸超出颈动脉内侧线，但未达到颈动脉中位线 |
| 2 级 | 肿瘤延伸超出中位线，但未达到外侧线 |
| 3 级 | 肿瘤延伸越过外侧线 |
| 4 级 | 肿瘤将海绵窦内颈动脉完全包绕 |

## 三、鼻腔的正常结构及解剖变异在 CT 成像上的表现

CT 成像是术前评估鼻腔正常结构和解剖变异必不可少的重要方法。同时它还有助于描述病变的特征，是患者因禁忌证无法行磁共振扫描或磁共振检查无法完成时的一种选择。

CT 扫描对于评估鼻腔的正常结构和解剖变异是很重要的，因为这构成了内镜手术通往颅底的主要通道。

需要在影像中查找的重要结构和异常情况如下。

## （一）鼻中隔

鼻中隔通常存在偏曲，经常可见骨刺。严重的鼻中隔偏曲限制了进入后鼻腔的手术入路，必须处理以改善手术显露。它同时还决定了要翻开位于鼻中隔哪一边的皮瓣。在置入内镜和手术器械时，狭窄的鼻腔通道更容易使鼻黏膜受到损伤。

尖锐骨刺的存在可能危及鼻皮瓣，因为它可能导致皮瓣在提升过程中撕裂（图 4-21）。

## （二）泡状鼻甲

中鼻甲骨质需要被翻向一侧以打开从鼻腔到蝶窦的手术通路。中鼻甲可有不同程度的气化。中鼻甲下方的根部部分的气化可能阻止其被翻向一边。因此，在将中鼻甲骨质翻向一侧之前需要先进行鼻甲成形术（图 4-22）。

## （三）Onodi 细胞

Onodi 或蝶窦筛窦样细胞是一种变异的后组筛窦空气细胞，向蝶窦的后上方延伸。由于它们位于视神经和颈动脉附近，在手术过程中有损伤这些结构的风险，因此识别它们非常重要。当在冠状位 CT 成像上看到水平或者斜向的分隔时，或者在蝶窦腔的内鼻孔水平看到十字形分隔时，就要怀疑存在着这种蝶筛样细胞[10]（图 4-23）。

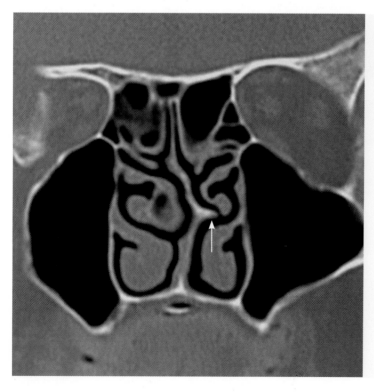

◀ **图 4-21** 高分辨率 CT 冠状位成像（骨窗像）显示向左侧突出的鼻中隔骨刺（白细箭）

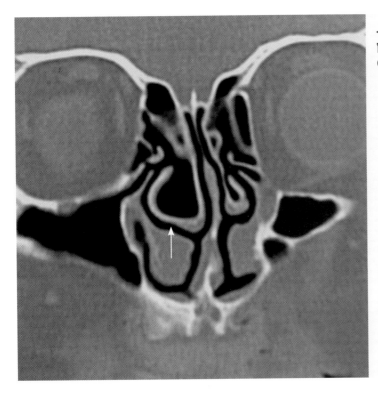

◀ **图 4-22**　高分辨率 CT 冠状位成像（骨窗像）显示右侧大的泡状鼻甲（鼻甲气化）（白细箭）

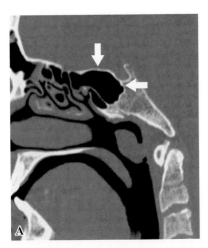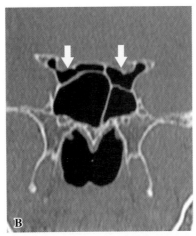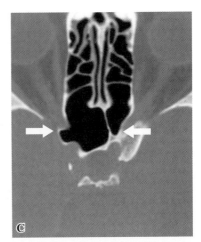

▲ **图 4-23**　矢状位（A）、冠状位（B）、轴位（C）高分辨率 CT 成像（骨窗）显示的双侧的蝶筛样细胞（白粗箭）

### （四）蝶窦

**蝶窦的分类**

蝶窦根据从前到后气化的程度可分为甲介型、鞍前型和鞍型，鞍型蝶窦又分为不完全鞍型和完全鞍型（图 4-24）。

甲介型蝶窦显示出轻微的气化，而且气化部分并没有达到蝶鞍的前壁。

而在鞍前型蝶窦中，气化的蝶窦的后壁可以达到蝶鞍的前壁。

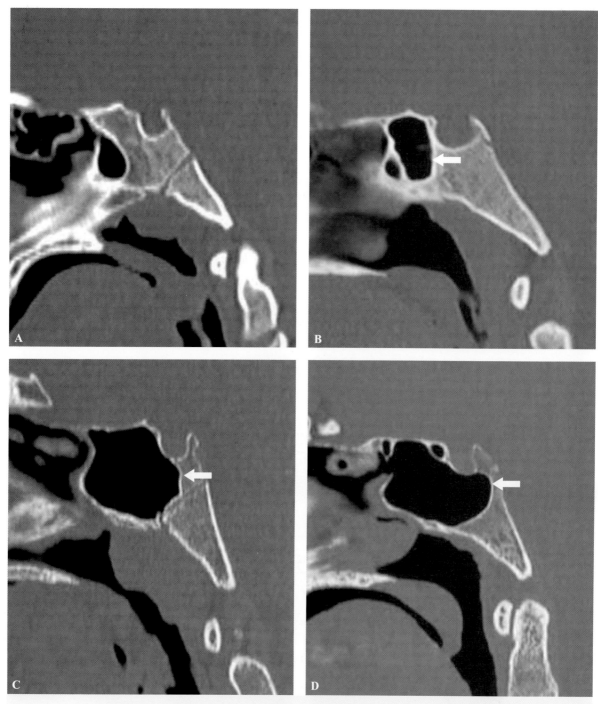

▲ 图 4-24 矢状位 CT 成像根据从前到后不同程度的气化，显示不同类型的蝶窦
白粗箭示蝶窦的后壁。A. 甲介型；B. 鞍前型；C. 鞍型（不完全型）；D. 鞍型（完全型）

　　在鞍型蝶窦中，气化部分沿着鞍底延伸超过鞍前壁的范围，鞍底不完整或完整地进入整个蝶骨体，并延伸至斜坡。鞍型蝶窦是最常见的，也是最适合于经蝶窦入路的类型。相反的，甲介型和鞍前型的蝶窦对于鞍底的手术是一个挑战，因为需要在术中磨除骨质以到达鞍区。

### （五）过度气化

蝶窦可广泛气化，向外侧延伸进入蝶骨大翼，向上进入前床突，向外下方进入翼突。蝶窦的过度气化在经蝶窦手术中为远离中线的结构提供了一个自然通道，但是由于血管神经管的破裂和血管神经进入海绵窦内的过程[11]，神经血管损伤的风险更高（图 4-25）。

### （六）蝶窦分隔

蝶窦内分隔或副分隔可插入颈动脉和视神经管的骨壁，在手术中可能因过度牵拉而损伤颈动脉和视神经。术前对这些结构的识别对于预防这种灾难性的并发症非常重要[11, 12]（图 4-26）。

### （七）蝶鞍

蝶鞍可能会变宽并下沉到蝶窦。对于变宽的蝶鞍，有必要使皮瓣向前方及后方扩大使蝶鞍暴露更充分（图 4-27）。

### （八）术前影像检查的意义

● 对病变进行定位，并描述病变特征，以形成合理的鉴别诊断。
● 评估各个维度病变的侵犯程度，寻找血管、神经、硬脑膜和脑组织受到侵犯的表现，有助于确定手术的可操作性或不可操作性。

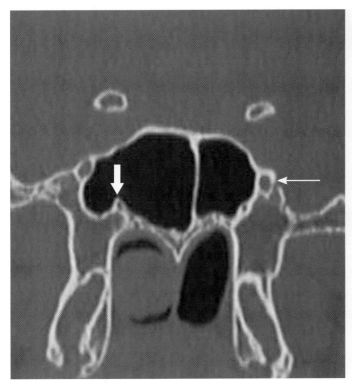

◀ **图 4-25** 冠状位高分辨率 CT 成像（骨窗）显示了蝶窦过度气化，在蝶窦底与翼状内侧板交界处（白粗箭），可见右侧翼管内神经部分在蝶窦内走行。在翼管（白细箭）的外上方可见三叉神经上颌支（$V_2$）和圆孔

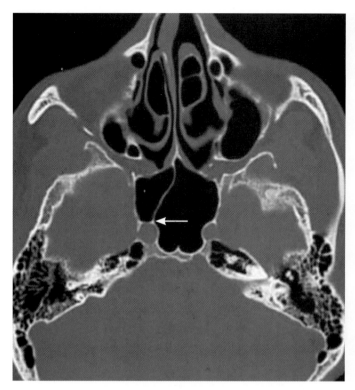

◀ **图 4-26** 轴位 CT 成像显示蝶骨分隔紧附于右侧颈动脉管（白箭）

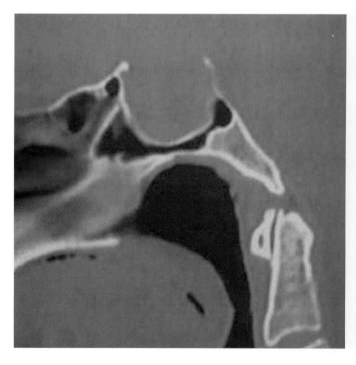

◀ **图 4-27** 冠状位 CT 成像显示广泛增宽的蝶鞍下沉入蝶窦

● 识别正常和变异的解剖结构，因为这些结构可以影响手术最后的结果。

● 有助于选择适合的入路。

● 神经导航技术在微创手术中大大精确了病变的定位，从而减少了手术并发症的发生。

　　总之，CT 和 MRI 相辅相成，共同为术者在术前提供了至关重要的信息，从而帮助术者选择最佳的手术入路，并在术前对于切除肿瘤的可能性进行判断。

## 参考文献

[1] Elster AD. Modern imaging of the pituitary. Radiology 1993;187(1):1-14

[2] Go L, Rajamohan AG. Imaging of the sella and parasellar region. Radiol Clin North Am 2017;55(1):83-101

[3] Friedman TC, Zuckerbraun E, Lee ML, Kabil MS, Shahinian H. Dynamic pituitary MRI has high sensitivity and specifcity for the diagnosis of mild Cushing's syndrome and should be part of the initial workup. Horm Metab Res 2007;39(6):451-456

[4] Blitz AM, Aygun N, Herzka DA, Ishii M, Gallia GL High-resolution three-dimensional MR imaging approach to the skull base: compartments, boundaries, and critical structures. Radiol Clin North Am 2017;55(1):17-30

[5] Kacker A Tabaee A Anand V. Computer assisted surgical navigation in revision endoscopic sinus surgery. Otolaryngol Clin North Am 2005;38(3):473-482, vi

[6] Taylor SL, Barakos JA, Harsh GR IV, Wilson CB, Magnetic resonance imaging of tuberculum sellae meningiomas: preventing preoperative misdiagnosis as pituitary macroadenoma. Neurosurgery 1992;31(4):621-627, discussion 627

[7] Parmar H, Gujar s, Shah G, Mukherji SK. Imaging of the anterior skull base. Neuroimaging Clin N Am 2009;19(3):427-439

[8] Cottier JP, Destrieux S Brunereau L et al. Cavernous sinus invasion by pituitary adenoma: MR imaging. Radiology 2000;215(2):463-469

[9] Knosp E, Steiner E, Kitz K, Matula C. Pituitary adenomas with invasion of the cavernous sinus space: a magnetic resonance imaging classific-ation compared with surgical findings. Neurosurgery 1993;33(4):610 -617, discussion 617-618

[10] Vaid S, Vaid N. Normal anatomy and anatomic variants of the paranasal sinuses on computed tomography. Neuroimaging Clin N Am 2015;25(4):527-548

[11] García-Garrigós E, Arenas-Jimenez JJ. Monjas Cánovas I, et al. Transsphenoidal approach in endoscopic endonasal surgery for skull base lesions: what radiologists and surgeons need to know. Radiographics 2015;35(4):1170-1185

[12] Mossa-Basha M, Blitz AM. Imaging of the paranasal sinuses. Semin Roentgenol 2013;48(1):14-34

# 第 5 章 垂体手术的基本概念
## Pituitary Surgery: Basic Concepts

Nishit Shah　C. E. Deopujari　**著**
李业海　张超勇　林建浩　陈志勇　**译**
张洪钿　**校**

## 一、术前准备

在术前准备过程中，如果发现任何鼻或鼻窦感染的征象，需要使用抗生素。如果没有，我们通常在手术前 2 天开始口服抗生素，以确保潜在的感染不会引起鼻腔黏膜充血。在手术前一两天开始局部应用羟甲唑啉（α 肾上腺素受体激动药，具有迅速收缩鼻血管的作用）或塞洛唑啉（拟肾上腺素药）滴剂以减轻黏膜充血。在预防性使用抗生素治疗之前取鼻拭子是一个好的做法。

手术在全身麻醉下进行。对于预期出现硬膜缺损并需要进行鞍底重建的患者，或者对于鞍上部分病变不规则而采用扩大入路的病例则需要进行腰大池置管引流。患者头部抬高 20°～30°，颈部伸展程度取决于病变的位置，前部病变需要更大的伸展位。头部略微偏转（图 5-1A），以便朝向左右侧站立的手术医生，这样方便器械操作，减少手术医生弯腰。如果两个外科医生（耳鼻咽喉科和神经外科医生）都站在同一侧，则此方法有效。如果外科医生是左利手，那么他们将站在相对的另一侧。对于某些团队来说，这也是常规的手术站位。手术台的高度根据术者的舒适度进行调整。侧方 Mayo Trolley（梅奥手推车）可用于为持镜医生提供肘部支撑。相比于腹部，我们更倾向于将大腿外侧阔筋膜作为修补材料的供体部位，除非患者拒绝大腿瘢痕（图 5-1A）。

导航系统适用于所有扩大入路手术、再次手术以及垂体肿瘤向鞍上不规则扩展的患者。大多数导航光学系统都需要用 Mayfield 头架固定头部。但是，对于这些情况，我们已经成功使用了面罩（Stryker 的无针导航系统）和电磁（Medtronic 的 EM 系统）导航（图 5-1B）。如果需要的话，这允许术中头部移动。MRI 和 CT 图像可二选一或共同用于导航，偶尔也需要 CT 血管造影导航。

血管多普勒鼻探头（日本 Mizuo 公司）备用于所有采用扩大手术入路以及伴发海绵窦侵袭的手术。

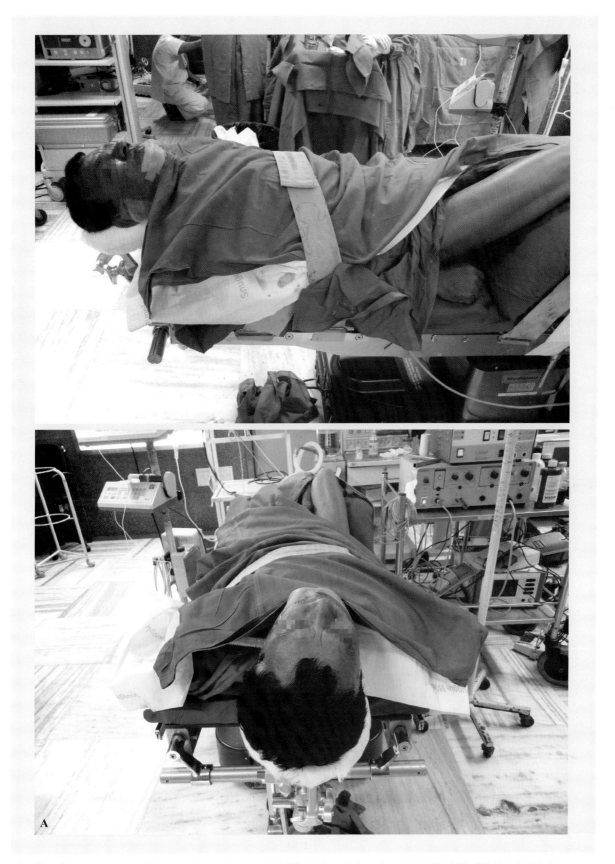

▲ **图 5-1** A. 手术前患者准备和体位。头部略微倾斜朝向术者。大腿外侧是游离筋膜的首选供体部位

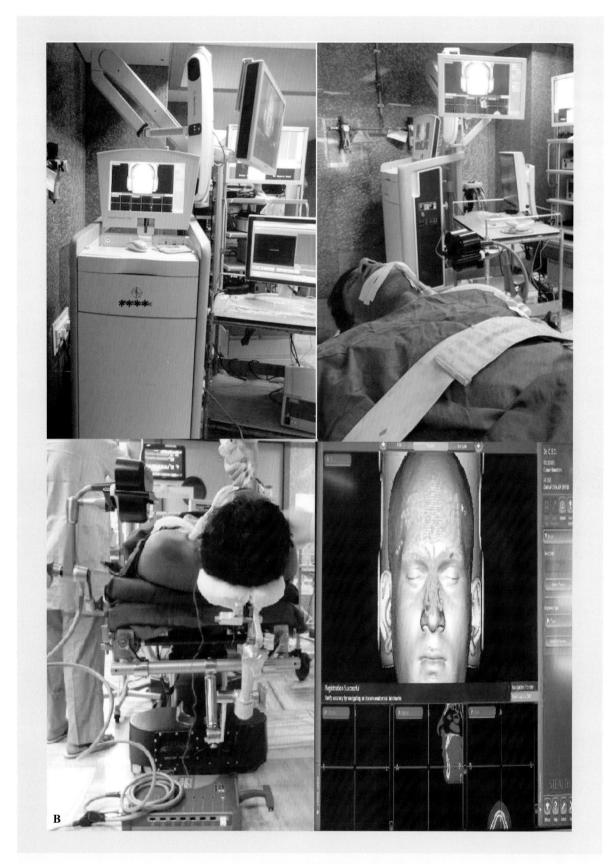

▲ 图 5-1 **B.** 使用电磁导航系统定位和患者体位

准备好整个脸部和大腿，然后进行手术铺单。

最初的鼻腔填充方法是使用 30ml 4% 的利多卡因和 3ml 1：10000 的肾上腺素溶液浸泡大棉片，将其挤干后使用鼻腔填充钳进行填塞（图 10-1）。设备、吸引器、内镜摄像系统等准备就绪。对护士、助手和显示屏的位置进行布置，并核对手术相关信息（图 5-2）。

# 二、手术

## 鼻阶段

首先进行诊断性内镜检查以熟悉解剖结构，检查屏幕图片和导航标志。第一步是通过将 Freer 剥离子（图 5-3A）（图 10-2）放置在下鼻道中使下鼻甲骨折，这样下鼻甲外移而不引起黏膜损伤。这个简单的步骤很重要，可以大大增加鼻腔的操作空间并更好地暴露中鼻甲及其后部结构。接下来，我们侧推中鼻甲和上鼻甲以显露（图 5-3B）蝶窦开口，这可以通过在鼻中隔和鼻甲之间塞入棉片来帮助完成。蝶窦开口位于鼻后孔上方约 1.5cm 处，如果使用笔直的器械，就会发现蝶窦开口位于上鼻甲下半部的后方（图 5-4）。操作要保持在上鼻甲下半部分的下方，因为向上朝向前颅底，有许多危险。随着高度的增加，空间会变得越来越窄，黏膜损伤的概率也会增加，这会导致血液滴落到操作区域内，妨碍视野，并可能导致更多的损伤以及因此而出血，继而导致粘连和嗅觉障碍。另外，越是往前颅底方向操作，脑脊液（CSF）漏的风险越会增加。必须清楚地暴露两侧的蝶骨开口和蝶窦前壁，如果遇到严重的鼻中隔偏曲或鼻中隔骨棘，操作可能会很困难。在这些患者中，建议先完成一侧，然后再进行鼻中隔切除术。完成此步骤后，很容易在另一侧翻起黏膜瓣，完成显露。

在大多数垂体手术中，我们采取补救黏膜瓣技术。仅在预计脑脊液漏时才使用全鼻中隔或者 Hadad-Bassagasteguy（HB）瓣（带蒂鼻中隔黏膜瓣）。垂体手术中一般保留中鼻甲，除非需要采取扩大的手术入路。如果是泡状鼻甲，则通过鼻甲成形术将鼻甲外侧部分去除，然后可以轻松地将内侧部分向外侧移位（图 5-5，图 10-5，图 10-10）。我们不切除内侧部分，因为它附着在颅底并且含有嗅觉纤维。

在大筛泡的病例中，可行筛泡切除，以利于中鼻甲的向外侧移位。为了扩大鼻腔通道，大的未气化的中鼻甲也可以切除。

中鼻甲切除是用于暴露外侧隐窝、翼腭窝、颞下窝的扩大入路。妨碍向外侧扩展的大型未气化的中鼻甲可能因此被牺牲。对于病变到达眼眶或海绵窦的病例也需要中鼻甲切除。同样的处理也适用于需要经筛或经蝶骨平台的入路。对于经蝶手术，几乎只需切除右侧的鼻甲。

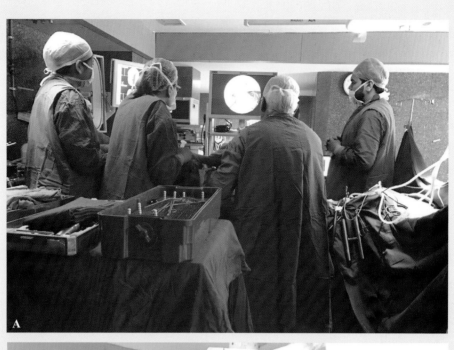

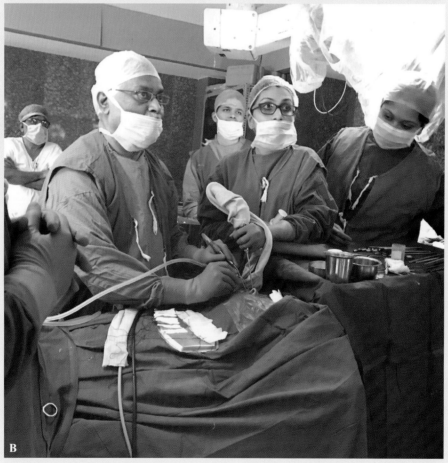

▲ **图 5-2** **A.** 手术设置及外科医生、助手、护士和监护人的位置；**B.** 耳鼻咽喉科外科医生靠近头端，握住内镜和冲洗套管，而神经外科医生则采用双手技术切除肿瘤

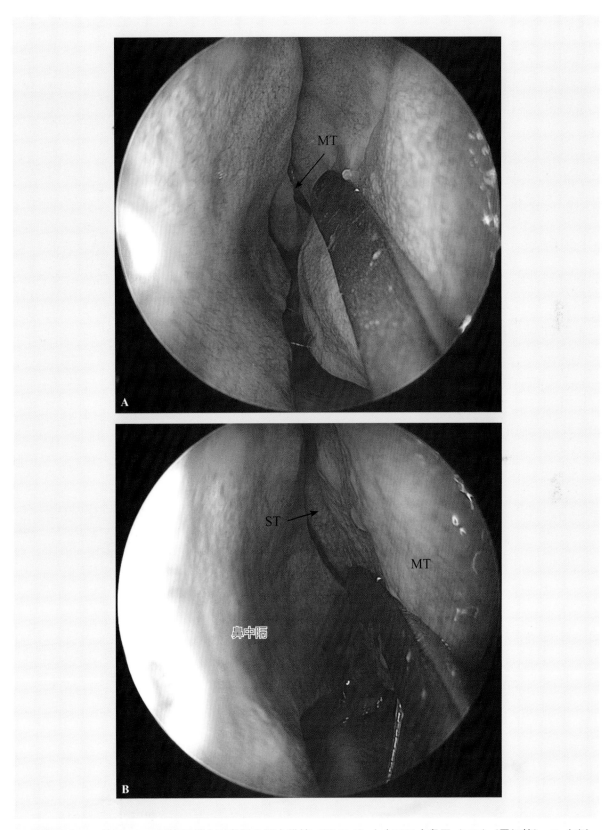

▲ 图 5-3　**A.** 使用 **Freer** 剥离子将左下鼻甲向侧方推挤（图 **10-2**）上方可见中鼻甲（**MT**）（黑细箭）；**B.** 向侧方推挤中鼻甲，可以显露上鼻甲（黑细箭）

SI. 上鼻甲；MT. 中鼻甲

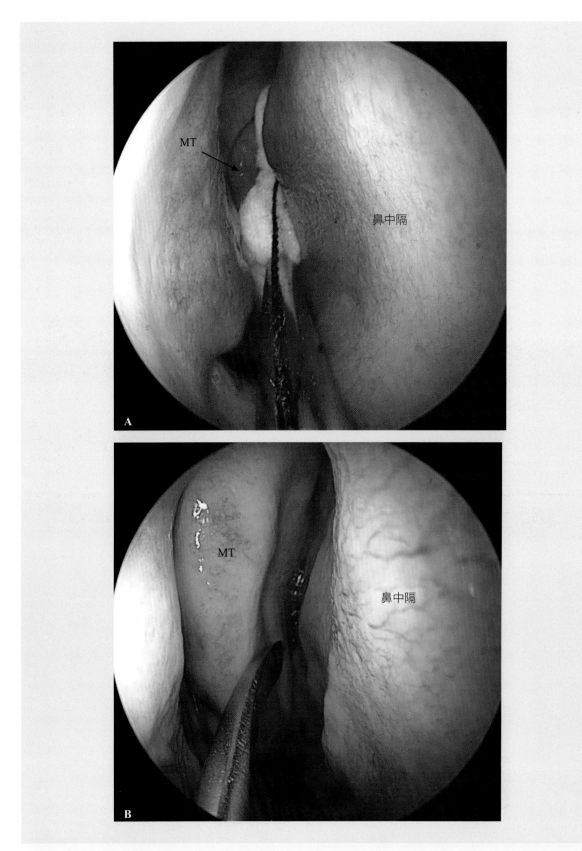

▲ **图 5-4** 通过推动鼻中隔与鼻甲之间填塞的脑棉片以无创伤的方式将鼻甲推向侧方（**A**）。将中鼻甲（**MT**）（**B**）和上鼻甲（**C**）侧推后显露右侧蝶窦口。蝶窦开口（黑细箭）位于上鼻甲（**ST**）下 1/3（**D**），鼻后孔上约 **1.5cm**

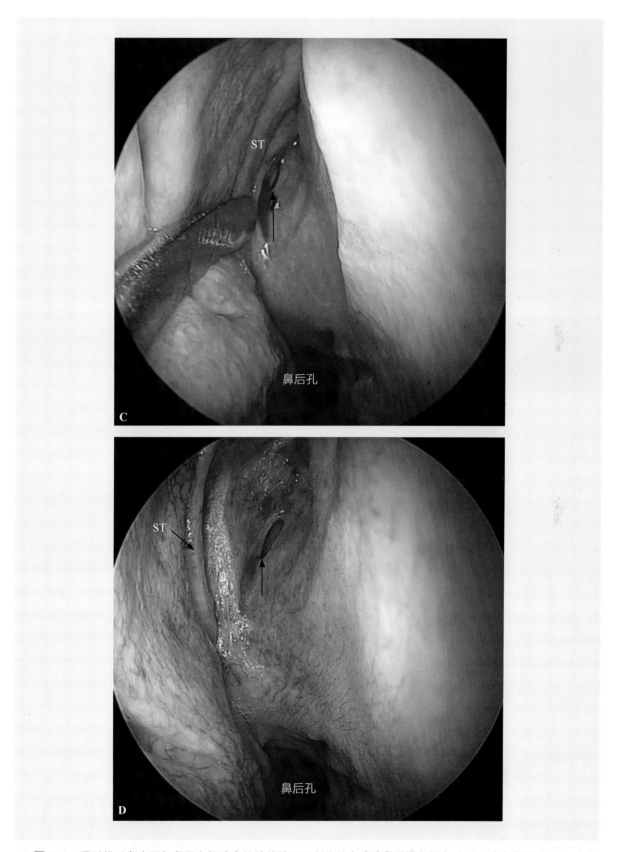

▲ 图 5-4 通过推动鼻中隔与鼻甲之间填塞的脑棉片以无创伤的方式将鼻甲推向侧方（**A**）。将中鼻甲（**MT**）（**B**）和上鼻甲（**C**）侧推后显露右侧蝶窦开口。蝶窦开口（黑细箭）位于上鼻甲（**ST**）下 1/3（**D**），鼻后孔上约 **1.5cm**

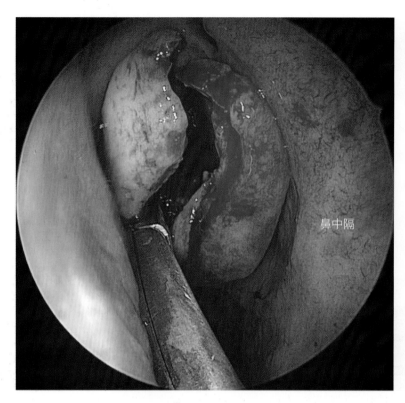

◀ **图 5-5** 右侧中鼻甲成形术，中鼻甲外侧部分被切除

鼻中隔

## 三、补救黏膜瓣

补救黏膜瓣是不完整的鼻中隔黏膜瓣，其在前后均保留蒂部。切口与 Hadad 黏膜瓣相似，终止于筛骨垂直板与鼻中隔软骨的交界处，大致对应于中鼻甲的前端（图 5-6）。切口下缘始于咽鼓管上方，沿鼻后孔正上方向鼻中隔方向弯曲（图 5-7）。到达鼻中隔后，保持低位继续向前推进几厘米。切口上缘始于蝶窦口，并向前直至骨 – 软骨交界处，并注意保持在嗅觉纤维的影像范围以下（图 5-8）。我们使用头端弯曲约 60°的长柄针状单极（Colorado）灼烧（图 10-3）。需要实施垂直切口来连接两个水平切口。黏膜瓣是双侧进行的。使用剥离子和球形探针从前方将黏膜从筛骨垂直板和犁状骨后部剥离（图 10-2，图 10-25），并使用 Luc 钳（图 10-4）或直型筛窦钳（图 5-9，图 10-5）将骨头去除，大片的骨片用于重建。这就完成了鼻中隔切除术，可使用双鼻孔入路（图 5-10）。这意味着黏膜可以推向下方，从而可以置入内镜和其他器械（图 5-11）。这种带蒂黏膜瓣保留了蝶腭动脉的鼻中隔分支，最初这种保守的方法可能需要一点时间来适应，但经过几次操作后将变得容易。这种方法可在手术结束时使黏膜瓣复位，能使鼻中隔后部的缺失部分有效地闭合，并使鼻腔外观正常，促进愈合，减少并发症（图 5-12）。

当双侧黏膜瓣翻起后，蝶窦前壁就可完全暴露。在垂体手术中，鼻中隔黏膜瓣剥离的标记通常是腭鞘管的下外侧（图 5-13）。如果有脑脊液漏，可以向前扩展切口，直到黏膜皮肤交界处，并做一垂直切口将其连接在一起，以在任一侧完成 Hadad 黏膜瓣（在重建中详细描述）。因此得名，补救黏膜瓣技术。

### （一）蝶骨阶段

蝶窦前壁骨质切除是从蝶窦开口向下，然后向蝶骨犁状骨延伸。可以使用磨钻（图 10-8）或骨凿（图 10-9，图 5-14）来完成，这样可以使船头连同蝶窦前壁的大片骨取下，并可用于重建。打开蝶骨后，便可看到双侧蝶窦，可见蝶窦分隔偏曲或存在多个不完整分隔，并可识别出视神经管、颈动脉和视神经 – 颈内动脉隐窝（OCR）的印记（图 5-15），这些结构在去除蝶窦黏膜后更为明显。把蝶鞍及其周围的黏膜去除，以清楚了解蝶鞍的范围，并确保与周围结构有关的骨质安全切除（图 5-15，图 10-5 至图 10-7，图 10-12）。如果使用了 Hadad 皮瓣，我们需要去除所有蝶窦黏膜，以便将皮瓣放置在裸露的骨头上。在去除黏膜时常常遇到轻度出血，但这只是短暂的并且可在几分钟后停止。也可用棉片填塞或者用温生理盐水冲洗，以达到止血目的。

如果存在蝶上筛房，则必须将其打开以识别视神经管和外侧 OCR（图 5-16）。为此，我们通过上鼻道置入一个剥离子（图 10-2），并使其进入后房。然后切下上鼻甲的下半部分（图 10-10）并去除骨质使蝶上筛房 / 后组筛窦和蝶窦相通。当需要暴露蝶骨平台或空间有限时，也可以这样做，给内镜在 11 点钟方向提供了放置空间，这被称一个半腔暴露法[1]。当蝶窦充满病变组织，并且在定向和骨性标志辨别困难时，暴露蝶筛气房和后组筛窦非常重要。后组筛窦切除有助于识别眶尖并追踪视神经直至蝶窦。

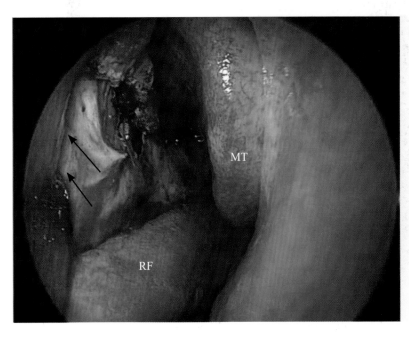

◀图 5-6　左侧抬起的补救黏膜瓣（RF）的图。切口前缘位于鼻中隔骨 - 软骨连接水平处（黑细箭），大致以中鼻甲（MT）前端为标志

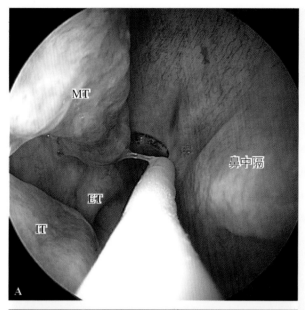

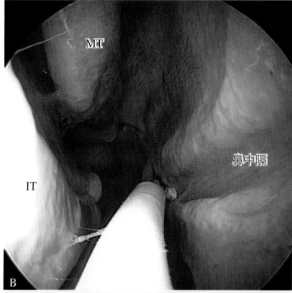

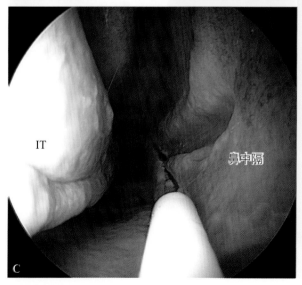

◀ **图 5-7** 图像显示补救黏膜瓣和反向黏膜瓣下切口的起始部（右侧）。下切口开始于咽鼓管（**ET**）上方，沿鼻后孔弓和鼻中隔下部大约直到骨软骨连接处。对于 **HB** 黏膜瓣，切口下缘直到鼻中隔的黏膜皮肤交界处

MT. 中鼻甲；IT. 下鼻甲

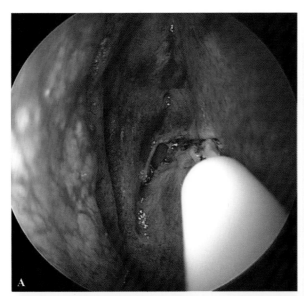

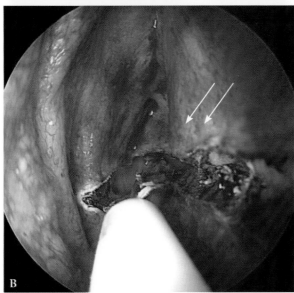

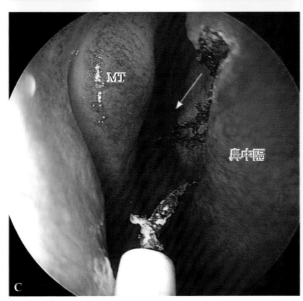

◀ 图 5-8 A. 从右侧蝶窦开口取上切口，用于制作补救黏膜瓣、HB 黏膜瓣和反向黏膜瓣；B 和 C. 鼻中隔上的切口进一步向前延伸至嗅觉纤维下方（双白箭）从蝶窦开口处做一个小的侧切口，以帮助黏膜瓣向下移位

MT. 中鼻甲

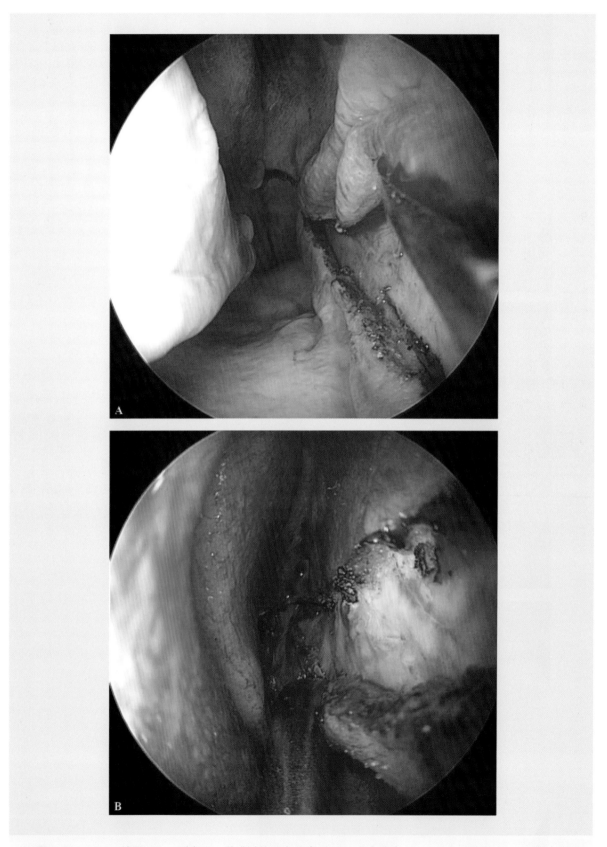

▲ 图 5-9　A 至 C. 使用 Freer 剥离子，黏膜瓣的下方分离（A），上方分离（B 和 C）（图 10-2）；D. 鼻中隔骨软骨连接处脱位，可进行后鼻中隔切除

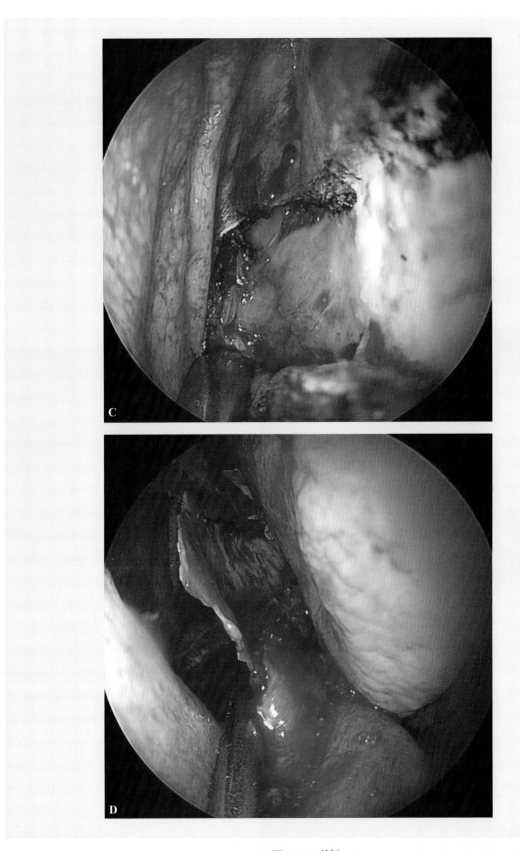

▲ 图 5-9 （续）

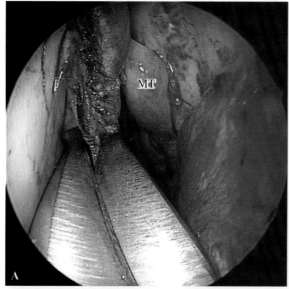

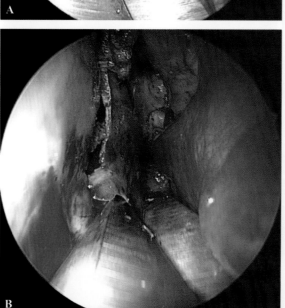

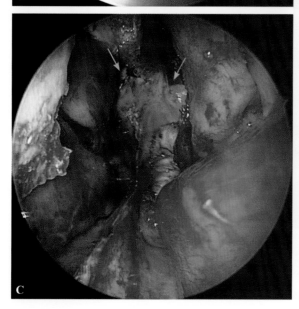

◀ 图 5-10　A. 用鼻甲切除剪剪开上部骨鼻中隔（图 10-10）；B. 用鼻甲切除剪剪开下部骨鼻中隔；C. 后部骨性鼻中隔切除后所见，可行双鼻孔入路。注意蓝箭示双侧蝶窦开口

MT. 中鼻甲

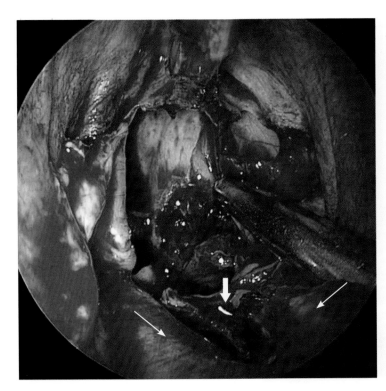

◀ 图 5-11　补救黏膜瓣置于两侧。船头征出现在中线（白粗箭）。黏膜瓣向下推，器械（图中为吸引器）可以在黏膜瓣（白细箭）上操作

　　一旦暴露充分，应将所有蝶窦分隔去除平整，以便器械移动和放置鼻中隔黏膜瓣。可以使用 3mm 或 4mm 金刚砂磨钻（图 10-8）或直切钳（图 5-17）（图 10-11）来完成。当可以轻松看到双侧的外侧 OCR、前床突和蝶骨平台时，暴露就完成了（图 5-15）。在侧方，直头吸引器（图 10-12）应该能够横向抵达同侧颈内动脉。鞍底下方至少有两个吸引器宽度，有时需要磨除部分斜坡骨质才能做到。这样器械才能自由移动，使手术更安全，更轻松。

### （二）鞍区阶段

　　下一步是去除鞍底骨质。由于肿瘤的压力，鞍底骨质可能缺失或变薄，在这些病例中，我们使用 Kerrison 咬骨钳（图 10-13）咬除鞍底骨质。如果鞍底骨质完整，我们更喜欢使用 3mm 金刚石磨钻环形磨开（图 5-18）（图 10-8），这样更安全，并避免对静脉窦的损伤，还可以很好地暴露两侧海绵窦的内侧壁。也可以使用 Kerrison 咬骨钳（图 5-19）去除骨质，尤其是在被磨钻打薄后的周围的骨质。当采用扩展入路时，依据肿瘤的范围，根据需要我们可向前磨除蝶骨平台达到颅前窝病变，向下可磨除下斜坡（见第 6 章）。

　　当见到 4 个蓝色标志时，即表示显露已完成。分别为两侧的海绵窦边缘，蝶鞍上下方的海绵间窦边缘（图 5-20）。如果遇到海绵窦出血，不再使用棉片，而使用速即纱（Surgicel）或吸收性明胶海绵（Gelfoam）。如果出血持续，或者可以选择使用流体明胶（Surgiflo）或纤维蛋白胶（Floseal）。这些流体止血材料价格昂贵，但优点是止血后，多余的材料可以被冲洗掉，不会阻挡周围结构的视野。

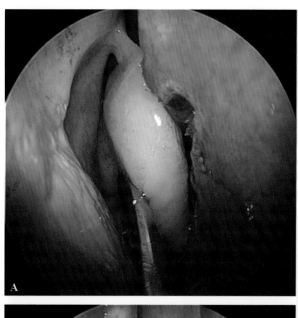

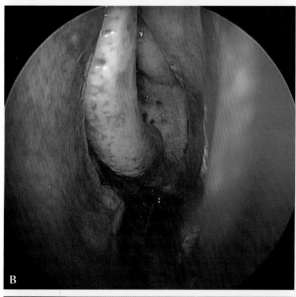

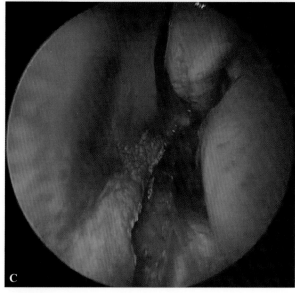

◀ 图 5-12　**A** 和 **B.** 在手术结束时，将黏膜瓣和中鼻甲置于两侧。请注意，几乎没有裸露的骨头或裸露区域。**C.** 在手术结束后，鼻中隔后部看起来完好无损

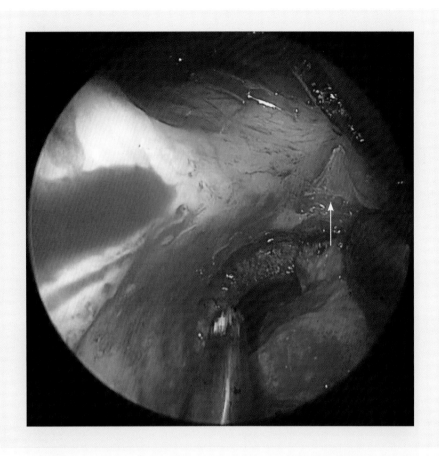

▲ 图 5-13　抬起补救黏膜瓣 / Hadad 瓣，直至看到左侧腭鞘管（白箭）

切除肿瘤的过程始终是由两个外科医生、四只手、双鼻孔入路进行。耳鼻咽喉科医生操控内镜，并引导视野。他的另一只手可进行冲洗（如果没有使用自动冲洗系统或不能擦拭镜头）或使用器械协助。神经外科医生可以用两只手 – 左手用吸引器，右手用合适的器械来切除肿瘤。这适用于惯用右手的外科医生。外科医生的站位取决于团队的舒适度。我们的做法是站在手术台的同一侧（右侧），而耳鼻咽喉科医生在患者头端。一个人可以在另一侧使用一个或两个显示器（图 5–21）。其他人站在相对的位置，在头端使用两个或一个显示器。

### （三）硬脑膜阶段

在早期，我们使用 15 号手术刀片或可伸缩硬脑膜刀（图 5–22）以 X 形行十字形硬膜切开（图 10–15，图 10–22）。这样的切口避免了对周围四个静脉窦的损伤，但是交叉切口难以使硬脑膜回缩，不能舒适的切除肿瘤。这也导致一些肿瘤隐藏在硬脑膜瓣的后面。因此，我们改为 Y 形切口。这种切口形状不仅可避免对上海绵间窦的损伤，还可以避免前部鞍底硬膜和鞍膈连接处的脑脊液漏。

经过一段时间后，我们改进为无向下切口的深 U 形切口。使用圆盘剥离子，可以安全地使脑膜片缩回（图 10–16）。

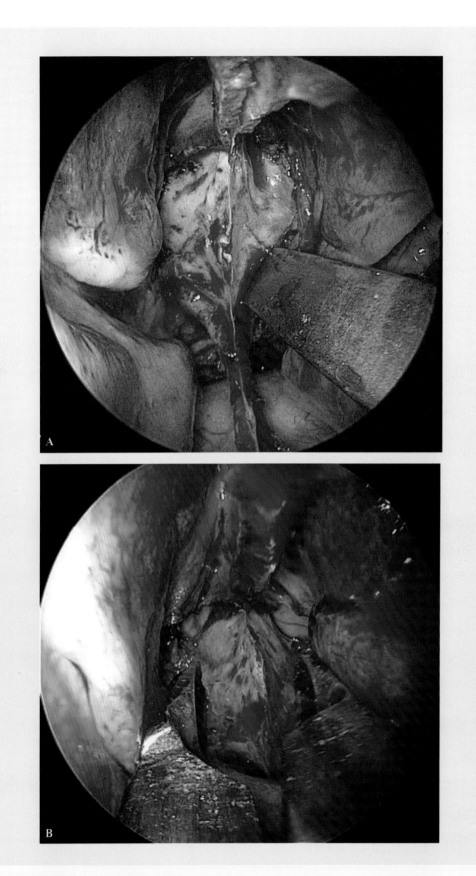

▲ 图 5-14　使用骨凿（图 10-9）（A）和 Luc 钳（图 10-4）（B）去除蝶窦前壁

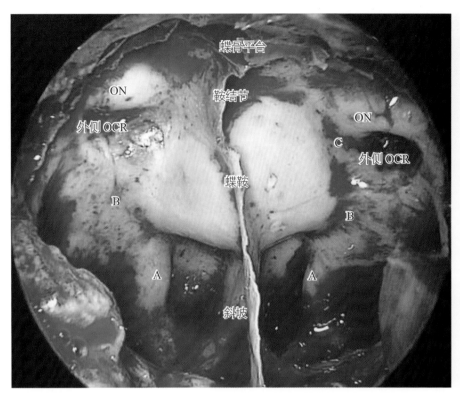

◀ 图 5-15　蝶窦后壁去除黏膜后，其壁上的结构变得更加清晰

A. 斜坡旁颈内动脉；B. 海绵窦段颈内动脉；C. 床突旁颈内动脉；ON. 视神经；OCR. 视神经 - 颈内动脉隐窝

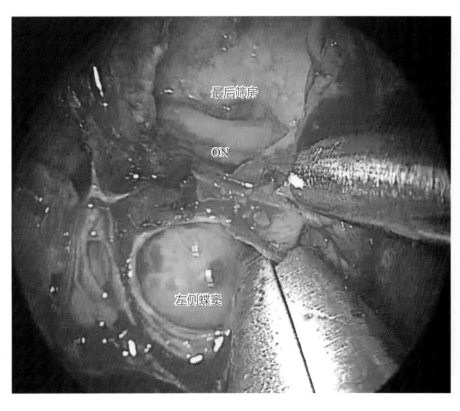

◀ 图 5-16　左蝶窦前壁被 Kerrison 咬骨钳打开（图 10-13）。在直吸引器左上角可以看到蝶上筛房

ON. 视神经

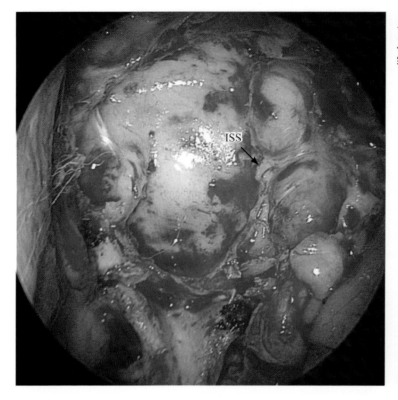

◀ 图 5-17 切除蝶窦前壁
及磨除蝶窦间隔（ISS）（黑
细箭）后显露鞍底

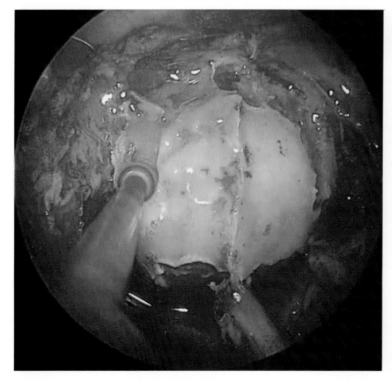

◀ 图 5-18 用 3mm 金刚
砂磨钻对鞍底进行环形磨
开（图 10-8）

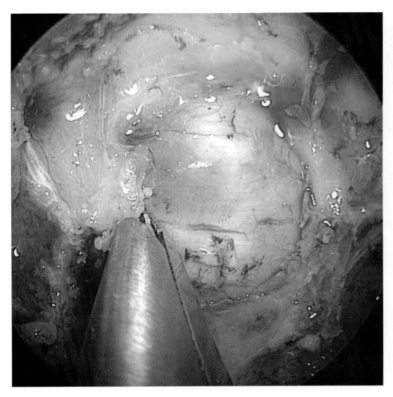

◀ 图 5-19 切除鞍底骨质后，通过骨质缺损处可见硬脑膜隆起为求更广泛的显露，可以使用 Kerrison 咬骨钳（图 10-13）去除周围骨质

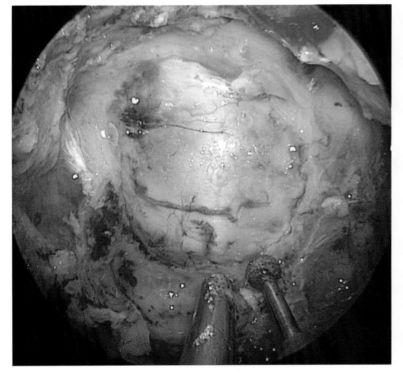

◀ 图 5-20 切除鞍底骨质后暴露鞍底硬脑膜

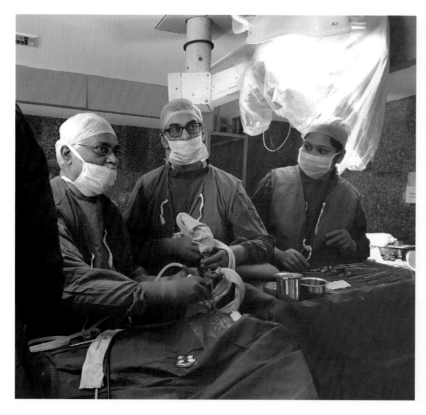

◀ 图 5-21　外科医生的位置
耳鼻咽喉科医生站在靠近头端的位置，手持内镜，而神经外科医生则采用双鼻孔入路，双手操作

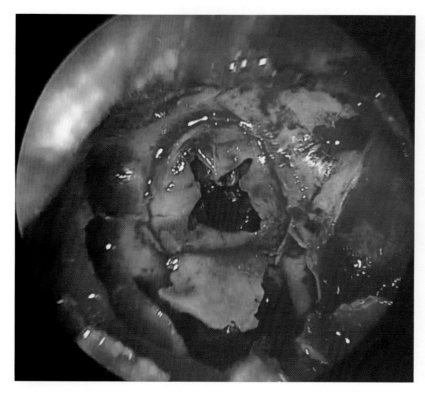

◀ 图 5-22　显示硬脑膜十字切口

硬脑膜通常切成低 U 形，但是神经外科医生可以使用各种脑膜切口，如交叉形、十字形、π 形等（图 5-23）。将硬脑膜从肿瘤上剥离后，可以取病变组织送组织病理学检查（图 10-19）。

切除肿瘤可以通过包膜外或包膜内的方式。通常情况下，泥浆状的垂体瘤可以单独用吸引器来清除（图 10-12，图 10-17，图 10-19）。采用囊外切除肿瘤，可确保肿瘤的完全切除。但是，如果肿瘤非常软或非常坚硬，这种方式可能就很困难。对于质软的肿瘤，仅仅抽吸即可。在非常坚硬的肿瘤中，包膜外剥离可能会稍微增加脑脊液漏的风险，因为在切除之前很难对肿瘤进行减压。随着经验的不断增加，包膜外切除技术变得更容易，通常是首选的方法（图 5-24）。

假包膜外切除的优点在于能增加肿瘤全切的确定性，但是它同时也会增加海绵窦出血的风险。假包膜内切除在减少海绵窦出血及脑脊液漏方面有更高的安全性，却会增加肿瘤残留的可能性。采用两种切除方法之一，切开硬脑膜后，都可以取部分肿瘤进行活检和减压。

当进行假包膜外切除时，应仔细寻找硬脑膜与肿瘤假包膜之间的界面（图 5-24）。一旦找到界面，沿着肿瘤四周继续分离直到整个肿瘤完整剥离，必要时可先行瘤内减压。当术者进行肿瘤剥离时，一定要足够轻柔和耐心，避免出现上述并发症，同时应保持解剖界面清晰。

而行包膜内切除，术者可在肿瘤假包膜内用吸引器、刮勺、取瘤镊继续行瘤内减压（图 10-12，图 10-17 至图 10-20，图 5-25）。

瘤内减压须遵循一定的顺序。首先从肿瘤下方进行减压，继而朝着海绵窦方向分离外侧壁，最后再处理肿瘤的上极；处理上极一般由后方往前方，应避免在肿瘤刮除完成之前鞍膈塌陷。早期处理肿瘤的前上方可导致鞍膈过早塌陷，从而阻挡视线，妨碍后部及外侧部肿瘤的解剖及切除（图 5-26）。在处理肿瘤的外上壁时，往往可以见到正常的垂体结构（图 5-27）。我们应该尽量从术前的 MR（$T_1$ 增强）扫描中了解正常垂体的位置（图 5-28）。肿瘤外侧的海绵窦壁因有颈内动脉搏动而可以轻易辨认。侵犯海绵窦的肿瘤最好从对侧伸进弯头的吸引器进行吸除。

鞍膈的解剖应十分仔细以免影像垂体柄。处理大垂体瘤时，肿瘤腔的最后部分会在鞍背上方的憩室内，术者必须将鞍膈上抬才能确保切除这部分肿瘤。

以往，神经外科医生切除肿瘤更倾向于使用带角度的刮圈（图 10-18）；而现在，我们更常使用吸引器（图 10-12，图 10-17，图 10-20）。这种改变正是由于更大范围的骨质移除而提供了更好的显露，同时也是因为内镜提供了更好的视野。与以往盲刮肿瘤不同，现在的条件允许我们在直视下切除肿瘤。内镜无限放大和抵近观察的特点也确保了肿瘤更彻底、更安全地切除。

垂体微腺瘤的分离。垂体微腺瘤须采用不同的手术入路。MR 扫描可用于术前研判垂体瘤的精确定位，指导术中精准切除肿瘤而不骚扰正常垂体（图 5-29）。少数情况，邻近肿瘤的小部分正常垂体必须同时移除，特别是库欣病患者。

肿瘤切除完毕，准备进行关颅之前，术腔满意的止血至关重要。鞍腔内过度填塞吸收性明胶海绵和速即纱并不可取，这样做可能导致海绵窦或视神经受压。相反，完全不填塞止血材料也并不足取，因为一旦形成术腔血肿也势必出现类似并发症。尽量少填充止血材料、双极电凝电灼、温盐水冲洗往往止血效果良好。当然也可以使用纤维蛋白胶（Floseal）和流体明胶（Surgiflo）（图 5-30）。

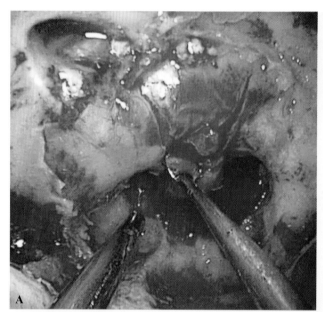

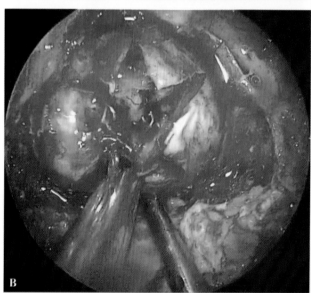

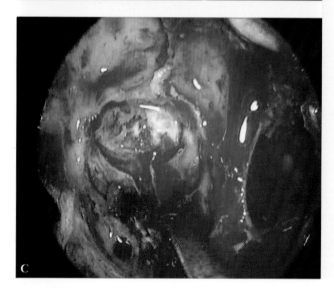

◀ **图 5-23** 各种形状的硬膜切口，并用铲圆形剥离子提起硬膜瓣（图 10-16）

A. U 形硬膜切口；B. 星形硬膜切口；C. Y 形硬膜切口

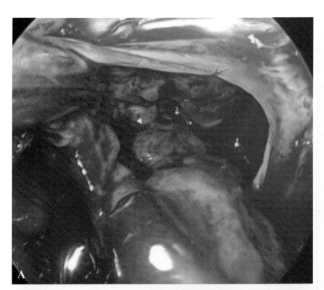

◀ 图 5-24　图片显示垂体瘤的假包膜外切除

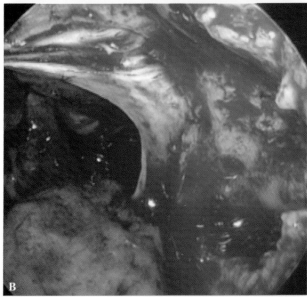

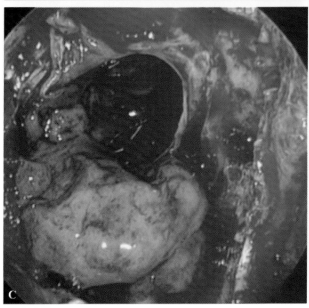

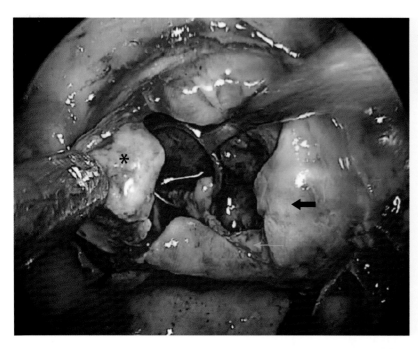

◀ 图 5-25 术中图片显示用刮圈和锁孔吸引器分离假包膜内的肿瘤（*）（图 10-12，图 10-18）、肿瘤包膜（蓝箭）、硬膜（黑箭）

### （四）重建

假如没有脑脊液漏和明显的出血，鞍膈腔的封闭就显得无关紧要了。如果想封闭鞍腔，可选用一小层吸收性明胶海绵（Gelfoam®）或速即纱（Surgicel®）（图 5-31）。亦或者，我们也可以选择骨瓣、黏膜或黏膜骨瓣来封闭术腔（图 5-32）。当然，如果有脑脊液漏，鞍腔的封闭就显得至关重要了。一级的瘘口使用脂肪及生物胶或者骨膜 / 筋膜及生物胶便能轻易封闭（图 5-33）；更大的瘘口则必须使用带血管蒂的黏膜瓣如鼻中隔黏膜瓣。如无法使用带蒂黏膜瓣，可以使用多层的修补技术（图 5-34）。使用材料包括脂肪、筋膜、黏膜骨瓣、骨质、软骨和组织胶。带血管蒂鼻中隔黏膜瓣是脑脊液漏修补和重建的主力，因为它能在 72h 就稳定而有效地发挥作用，而一般的游离瓣需要 5d 时间。

◆ 鼻中隔黏膜瓣（HB 黏膜瓣）：起始切开位置和拯救黏膜瓣切口所描述的一致，然后向黏膜皮肤交界方向前行，当到达鼻中隔软骨 – 骨性交界处时，切口在中隔角附近向上弯曲，并在黏膜皮肤交界处变成垂直方向（图 5-35）。偶尔，此处切口会略显困难，因为在最高点时视野欠佳。此处切开时须小心谨慎，以免突破软骨，损失对侧黏膜软骨膜。下方的切口，向前顺着鼻腔底部，向前至皮肤黏膜交界处，与上方切口连接在一起。根据黏膜瓣宽度的要求，下方切口可以在鼻中隔基底部、鼻腔底部，甚至在下鼻甲的下方（图 5-36，图 10-3）。更宽大的鞍区和更大的骨质缺损往往需要更大的黏膜瓣，需要多大的黏膜瓣应该在手术开始前就做好评估，因为我们一般都先获取黏膜瓣然后再处理骨质。假如不确定，尽量准备一个远超预期的瓣。黏膜瓣的长度取决于蝶窦的气化情况和缺损的位置。例如，蝶骨平台的缺损和斜坡的缺损比需要更长的黏膜瓣。同样，蝶鞍气化中，蝶鞍型比鞍前型要准备更长的黏膜瓣。黏膜瓣最后放置时，一定要顺着鞍底和斜坡骨质，让其与骨质

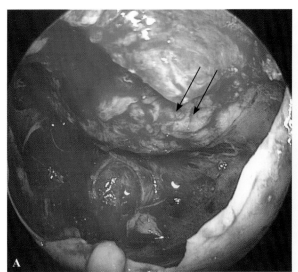

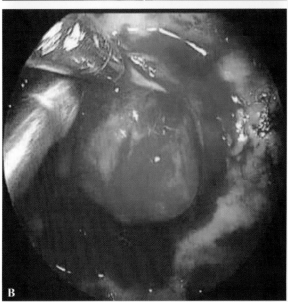

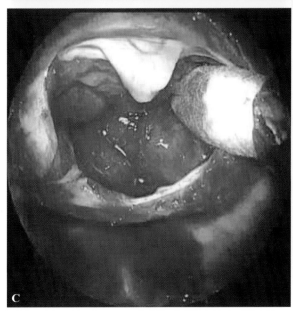

◀ 图 5-26　**A.** 肿瘤切除后塌陷的鞍膈（双黑箭）；**B.** 过早的鞍膈塌陷遮挡了鞍区和鞍上结构；**C.** 用棉片卷置于直吸引器前端，牵拉塌陷的鞍膈，将蝶鞍后壁显露出来

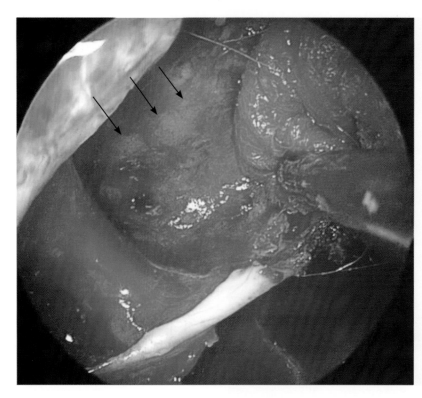

◀ **图 5-27** 肿瘤切除后的鞍腔

右后上壁可见淡黄色的正常垂体（3个黑箭）。7点钟至9点钟方向可见海绵窦内颈动脉突起

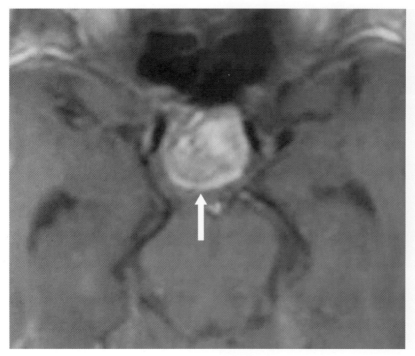

◀ **图 5-28** 与上图相同病例的 $T_1$ 增强 **MR** 图像

肿瘤右后方可见一高亮弧线即为正常垂体（白箭）

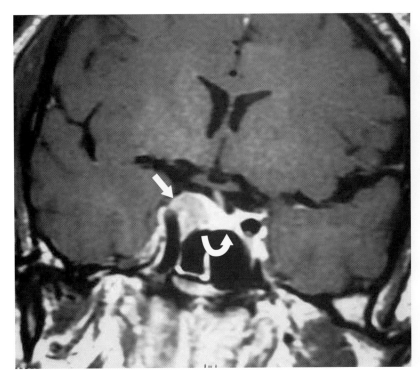

◀ 图 5-29 1 例功能性垂体微腺瘤（Cushing disease）的 $T_1$ 加权增强图像显示肿瘤位于正常垂体的右侧（白直箭），正常垂体显著增强（白弯箭）；垂体柄清晰可见。从 MR 扫描上辨认肿瘤和正常垂体的界线很必要，从而术前规划硬脑膜切口位置

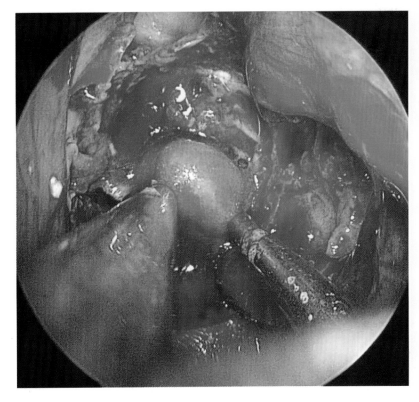

◀ 图 5-30 纤维蛋白胶（Floseal®）用于左侧海绵窦出血的止血

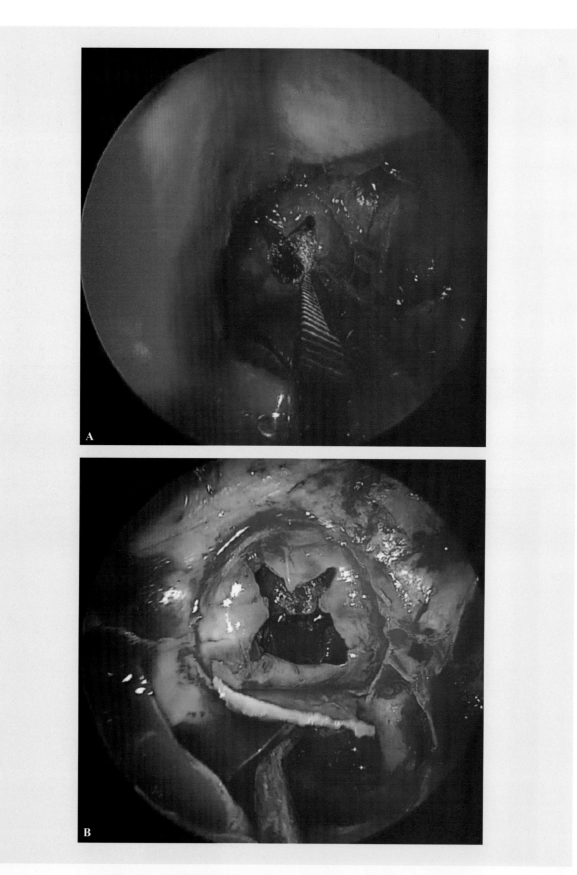

▲ 图 5-31　完全移除肿瘤且无脑脊液，鞍内覆盖一层速即纱（**Surgicel®**）

完全接触。这样就保证了在直接放置时黏膜不会回缩（在空气中）。为此，将蝶窦的凸起磨平非常重要，这样才能让黏膜瓣的放置如履平地，而不是翻山越岭，从而节省黏膜瓣使用。

切开黏膜后，将黏膜软骨膜和黏膜骨膜从软骨和骨上分离并抬起（图 5-37）。向后抬起后就可以暴露蝶窦的前壁的蝶腭管和外侧（图 5-13）。对大多数患者，这样的显露就足够。在切口的前方或后方可因腭动脉的分支存在而导致出血，因而我们喜欢用尖端弯曲 60° 的针状隔热单极（图 10-3）进行切口切开。这也能避免切口上缘渗血，这种渗血十分令人讨厌，因为一旦渗到内镜上就需要频繁进行清洁。游离黏膜瓣时尽量避免出现破口，导致黏膜瓣密水性及血供。黏膜瓣必须在无张力下轻易到达靶区（图 5-38，图 10-12，图 10-21）。术者可以在蝶窦底后方放入脂肪，使黏膜瓣的曲度减少而让黏膜瓣变长。黏膜瓣必须与骨质缺损部位紧密接触才能达到最好的贴附生长（图 5-39）。所以，在骨质和黏膜瓣之间不应放置脂肪、筋膜、残留鼻黏膜或组织胶。生物胶可以注射到黏膜瓣的上方以达到固定作用并让修补的更安全有效。在进行鼻腔填塞之前，先放一层吸收性明胶海绵、速即纱抑或脂肪于黏膜瓣的上方可起到缓冲作用（图 5-40）。这样可以保证在取出鼻腔填塞物时不至于将鼻黏膜拉下来。我们更喜欢用膨胀海绵（Merocel）而不是球囊导管，因为它似乎能对修补材料提供更大的支撑力（图 5-41）。这些填塞物须保留 4～5d，这段时间患者要卧床休息。对瘘口较大或颅内压较高患者术后第 2 至第 4 天行 1 次腰大池引流。常规抗生素治疗 4～7d。

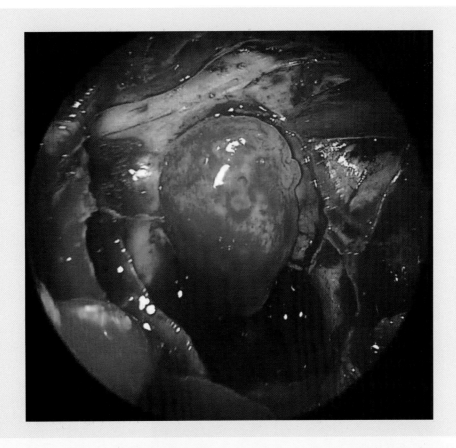

▲ 图 5-32　该病例中，切除的中鼻甲形成的黏膜骨瓣用于修补鞍底。入路时的切除的鼻甲用做鼻骨骨性移植物

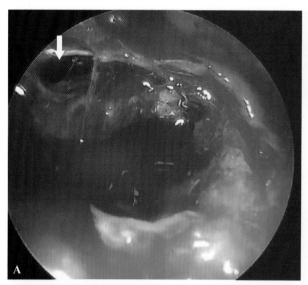

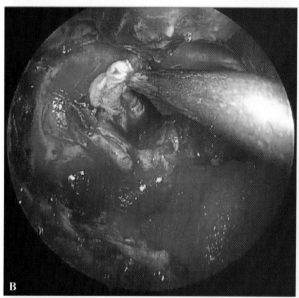

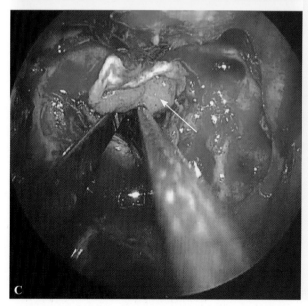

◀ 图 5-33　**A.** 肿瘤切除后的鞍膈可见硬脑膜缺损（白箭）；**B** 和 **C.** 上图鞍膈缺损用阔筋膜（**B**）和脂肪（**C**）修补

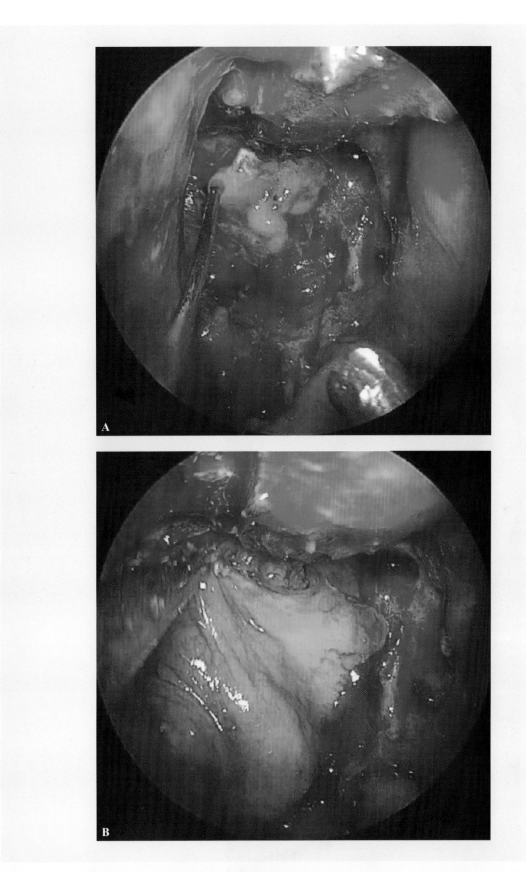

▲ 图 5-34　如图 5-33 所示用筋膜和脂肪修补缺损后，重建后用生物胶封闭（A），并用小 Hadad 瓣加强（B）

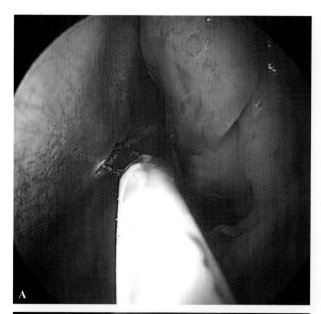

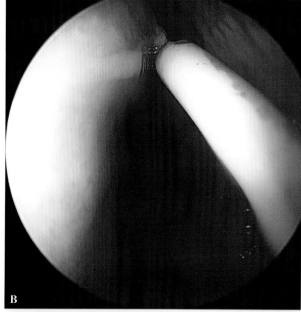

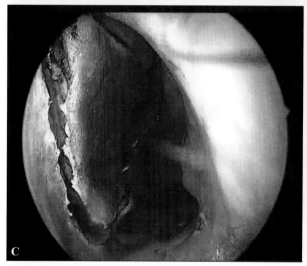

◀ **图 5-35 术中图片显示左侧 HB 瓣的切口**

HB 瓣的上方切口向上至鼻中隔骨 - 软骨交界处，此处可以用中鼻甲的前凸面作为标志。HB 瓣向前的极限是鼻中隔的皮肤黏膜交界。图中工具是单极电刀（图 10-3）

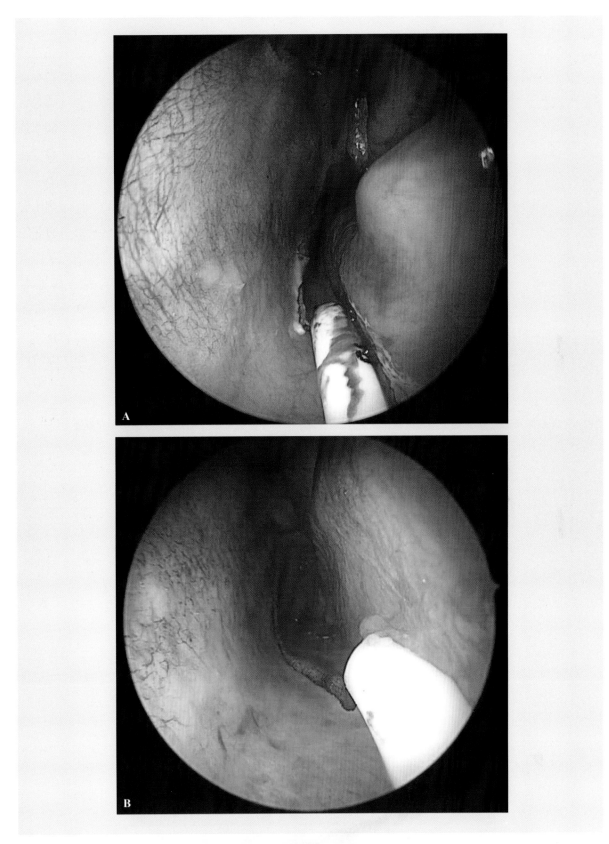

▲ 图 5-36　图像显示 HB 瓣的下方切口

下方切口位置依据我们预期的蝶鞍缺损的大小，在硬腭上方是可变的。下方的切口可至鼻腔底部甚至下鼻道下方

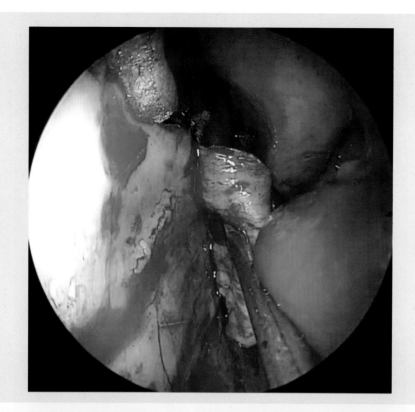

▲ 图 5-37　图像显示抬起左侧黏膜软骨膜，形成 Hadad 黏膜瓣切口前方位于皮肤黏膜交界处

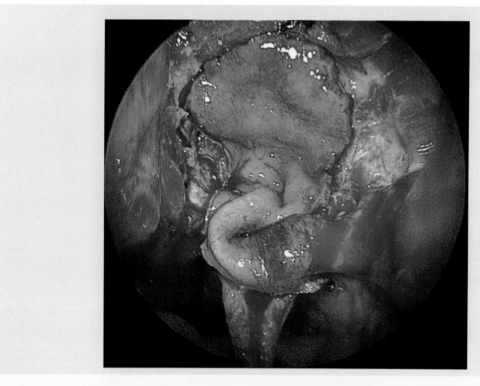

▲ 图 5-38　HB 瓣最后放置的位置
放置在鞍底后完全没有张力及扭曲

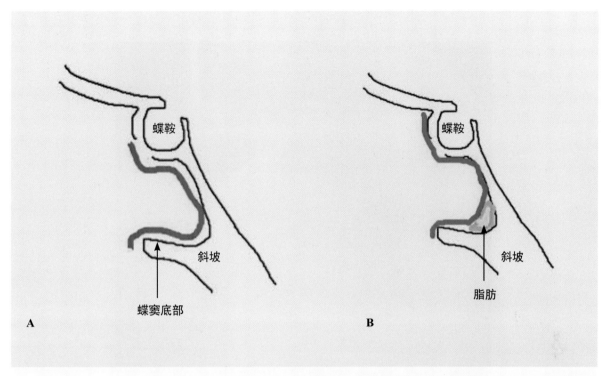

▲ 图 5-39　A. HB 瓣（蓝色）平铺在蝶窦底部；B.放置脂肪团在蝶窦内可使 HB 瓣明显延长，让黏膜瓣覆盖蝶鞍的上壁

至于多层修补，并没有固定的方法。我们可以用脂肪或者筋膜作为底层移植物，而将骨质或软骨用于颅骨缺损平面的中层移植材料，而筋膜或骨膜作为上层移植材料。人工硬脑膜也被证实可有效应用于修补。只要在各层之间不占用有效空间，生物胶广泛应用的各层级的修补。

◆ 反转瓣：提起 HB 黏膜瓣并行后方鼻中隔切断术，鼻中隔前部完全裸露、完全没用黏膜覆盖。如果完全不处理，这些裸露的软骨可能是前鼻腔过度硬化的病因。因此，为加速软骨黏膜化和愈合，对侧鼻腔的鼻中隔黏膜瓣可反转后用于覆盖前方裸露的软骨。水平平行切口类似于拯救瓣。切口前方终止于鼻中隔骨软骨交界处（图 5-42）。两个切口向后汇合于蝶窦上方，因而需要牺牲蝶腭动脉的鼻中隔分支（图 5-43）。通过行后鼻中隔切除术，黏膜瓣被反转贴附到对侧，并缝合固定于鼻中隔远端的皮肤条带上（图 5-44）。

◆ 储备瓣：使用这个黏膜瓣是基于蝶腭动脉的解剖。这个瓣包括鼻腔外侧壁、中鼻甲和下鼻甲瓣。鼻腔外侧壁瓣是从鼻腔外侧壁抬起的有用的大黏膜瓣，主要是由位于钩突、下鼻甲及鼻腔底部前方的皮肤黏膜交界处的黏膜瓣所构成。对于无法获取 HB 瓣的患者而言，这是一个储备瓣，例如，二次手术患者。中鼻甲瓣很小，用于很小的缺损或者扩大原有的瓣。下鼻甲瓣既长且大，向下可延伸至鼻底部，向前可延伸至下鼻甲前部（图 5-45）。

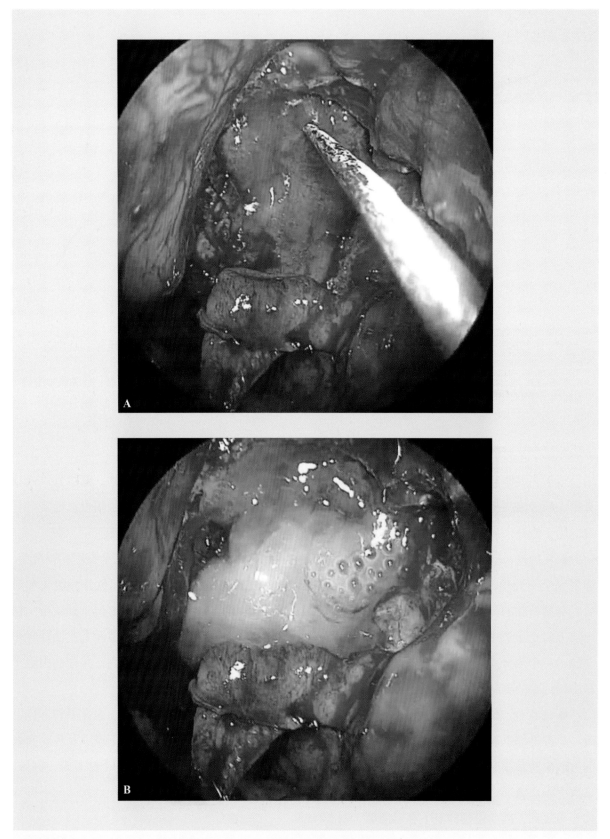

▲ 图 5–40 A 和 B. HB 瓣用生物胶固定后的位置

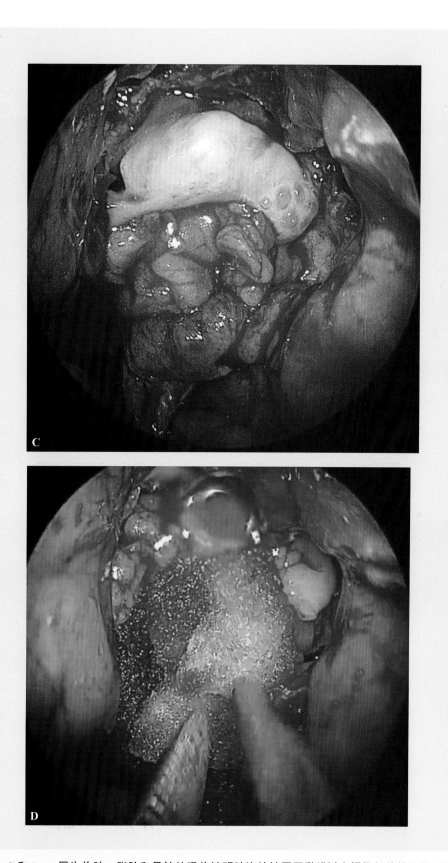

▲ 图 5-40 **C** 和 **D.** 一层生物胶、脂肪和足够的吸收性明胶海绵被置于黏膜瓣上提供额外的支持及缓冲，这样在取出鼻腔填塞材料时不至于一并将黏膜瓣牵拉下来

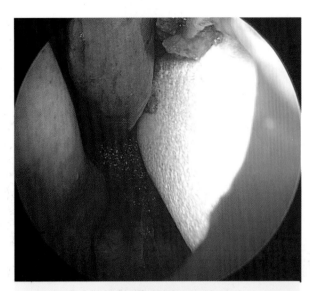

▲ 图 5-41　使用高膨吸收性明胶海绵（Merocel）支撑 HB 黏膜瓣。填塞材料保持术后位置 3～5d 直至黏膜瓣开始贴附生长

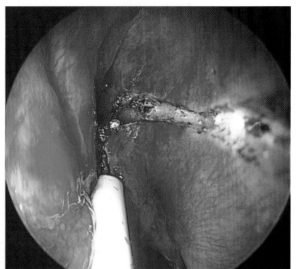

▲ 图 5-43　反转黏膜瓣后方切口位于蝶窦前壁，从蝶窦开口至鼻甲位置。这个切口牺牲了蝶腭动脉的鼻中隔分支。上方切口与拯救黏膜瓣相似

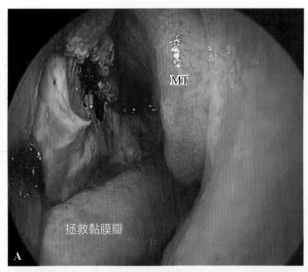

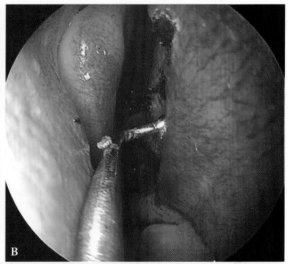

▲ 图 5-42　A. 拯救黏膜瓣的水平切口向上直至鼻中隔上方骨 - 软骨交界处；B. 用球形探头向前抬起拯救黏膜瓣（图 10-25）

MT. 鼻中甲

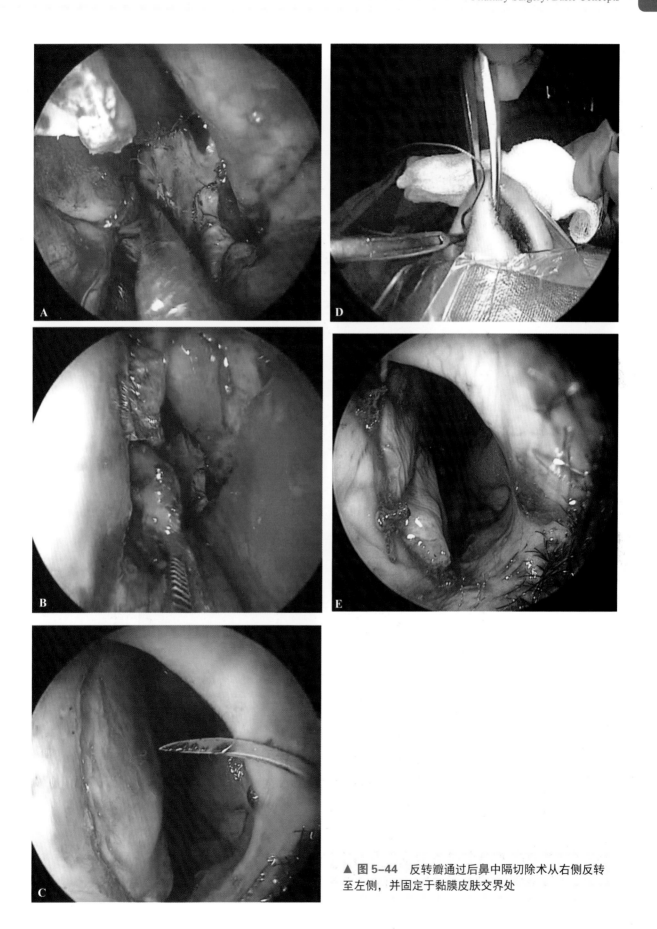

▲ 图 5-44 反转瓣通过后鼻中隔切除术从右侧反转
至左侧，并固定于黏膜皮肤交界处

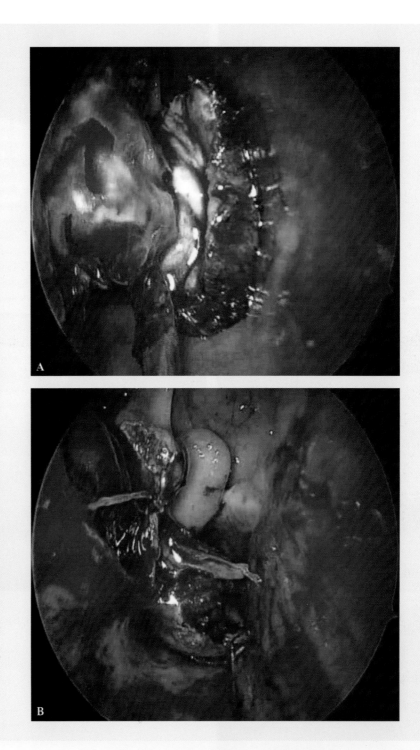

▲ 图 5-45　右侧鼻腔储备瓣（下鼻甲）游离
A. 从下鼻甲骨的前方；B. 从下鼻甲骨的后方

## 参考文献

[1] Kassam AB, Cardner PA, eds. Endoscopic Approaches to Skull Base. Prog Neurol Surg Basel, Karger; 2012;26:21-26

# 第6章 扩大经鼻蝶手术
# Extended Endonasal Transsphenoid Surgeries

Nishit Shah　C.E. Deopujari　**著**

郭　毅　王昆鹏　滑祥廷　刘健刚　**译**

张洪钿　**校**

内镜扩大颅底手术与任何其他手术类似，均基于通过去除适宜范围的骨质以达到最大显露的原则。除了复杂的脑内肿瘤之外，绝大多数中线及旁中线部位的颅底肿瘤均可采用扩大颅底手术处理。手术暴露的范围需要超出根据术中导航系统在前后和左右方向上指引的肿瘤边界。

扩大经鼻蝶手术可以处理的矢状位中线区域病变包括以下几种。

- 巨大垂体腺瘤。
- 向前方扩展的大腺瘤。
- 颅咽管瘤。
- 蝶骨平台 / 鞍结节 / 斜坡脑膜瘤。
- 脊索瘤。
- 齿状突切除术。
- 其他种类的肿瘤或者病变。

神经导航系统在扩大颅底入路中不可或缺，因为可依据神经导航系统在术中辅助辨认骨质及软组织解剖标志。术中多普勒有助于定位重要血管以避免意外损伤。手术团队还必须熟练操作成角内镜、成角器械和弯头吸引器以在扩大经鼻实现精准切除。

在大多数经鼻颅底扩大入路中（经蝶骨平台、经鞍结节、经斜坡和经海绵窦入路），建立经蝶通道是手术的第一步。

## 一、经蝶骨平台 / 经鞍结节入路

经蝶骨平台 / 经鞍结节入路暴露的范围如下。

- 向前：筛板 – 蝶骨平台交界（筛后动脉）。

- 向后：蝶鞍。

- 侧方：视神经颈内动脉隐窝（OCRs）内侧部分。

在此入路中为了完整暴露蝶骨平台和眶尖，先行双侧后组筛窦切除术是非常必要的。蝶骨平台的磨除可以采用 3mm 金刚钻头（图 10-8），首先进行蛋壳化磨除（图 6-1），然后使用精细剥离子或 Kerrison 咬骨钳去除残余骨质（图 10-13，图 10-26）。咬骨钳在使用过程中的动作更像神经钩，仅用 Kerrison 咬骨钳的尖端去除骨质（图 6-2）。应用直角枪式双极（图 10-27）电凝闭塞上海绵间窦（图 6-3）。由于垂体下动脉也对视路供血，需严格在中线部位电凝上海绵间窦以避免损伤垂体

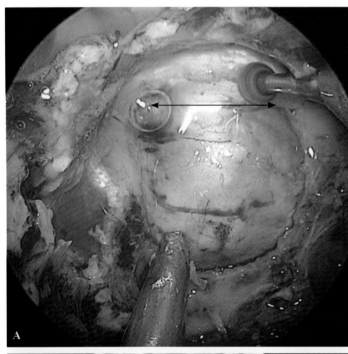

◀ 图 6-1 经鞍结节入路，鞍底暴露后，鞍结节（双箭头）用 3mm 金刚砂磨头磨除

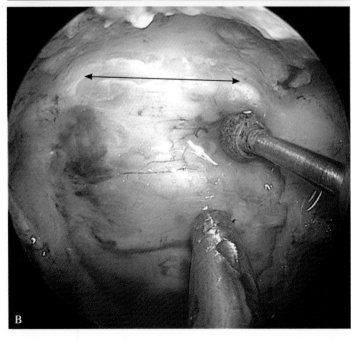

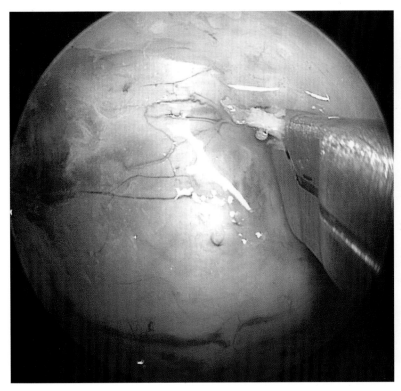

◀ 图 6-2 鞍结节的外侧部分用 Kerrison 咬骨钳咬除，图中示采用钩拉方式使用 Kerrison 咬骨钳（图 10-13）

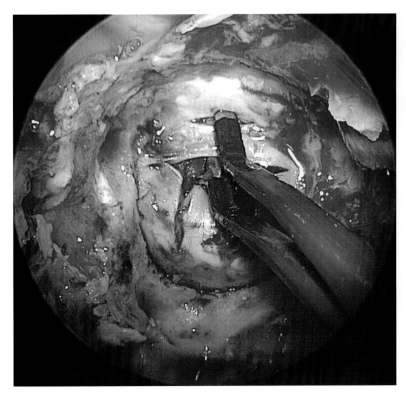

◀ 图 6-3 使用直角双极严格中线操作电凝上海绵间窦（SICS），避免损伤垂体下动脉（图 10-27）

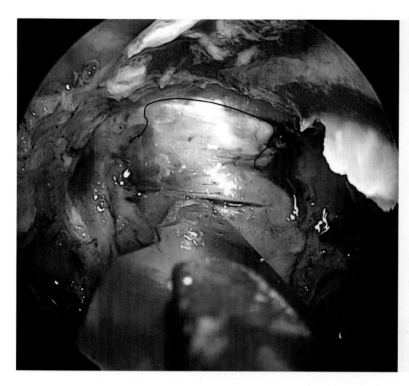

◀ **图 6-4** 磨除鞍结节和蝶骨平台后骨质缺损的典型形状形似厨师的帽子（黑线勾画）。下部由于内侧 **OCR** 限制而内收

下动脉。鞍结节从前方的蝶骨平台及两侧的 OCR 内侧游离，然后轻柔的分离并移除。骨质切除范围从鞍底沿鞍结节直至蝶骨平台，以便有足够空间进入鞍上池。如果手术需要，骨质去除范围可一直向前方扩大至筛后动脉上方直至达到镰状韧带和筛后动脉为止。

经蝶骨平台入路去除骨质的范围形似厨师的帽子（图 6-4）。下方因 OCR 内侧使骨质去除范围受限，但在视神经上方即可明显向外侧扩大。

图 6-5 至图 6-9 展示了一些鞍区 – 鞍上病变和蝶骨平台 / 鞍结节病变。

## 重建

多数神经外科医师对扩大入路的一个主要顾虑是担心无法在鼻腔与颅腔内之间重建水密屏障。

在扩大经蝶入路中，硬膜缺损和脑脊液漏的风险是天然存在的。在预期会发生脑脊液漏时，应该在手术开始阶段获取带蒂鼻中隔黏膜瓣用于颅底重建，这是各家广泛推荐的一种方法。笔者确认在经鞍结节 / 经蝶骨平台的手术中 Hadad 黏膜瓣的获取长度要长于常规经蝶鞍的手术，因为很明显骨质缺损的范围显著靠前。这意味着获取 Hadad 黏膜瓣时前部的垂直黏膜切口要紧邻鼻中隔黏膜皮肤交界处。在某些无法获取 Hadad 黏膜瓣的病例中（例如翻修病例或鼻中隔穿孔病例），术者可选择应用脂肪、筋膜及生物蛋白胶等游离组织（图 6-7，图 6-9）或材料进行修补或从鼻腔外侧壁获取保留黏膜瓣（见第 5 章的重建部分）。

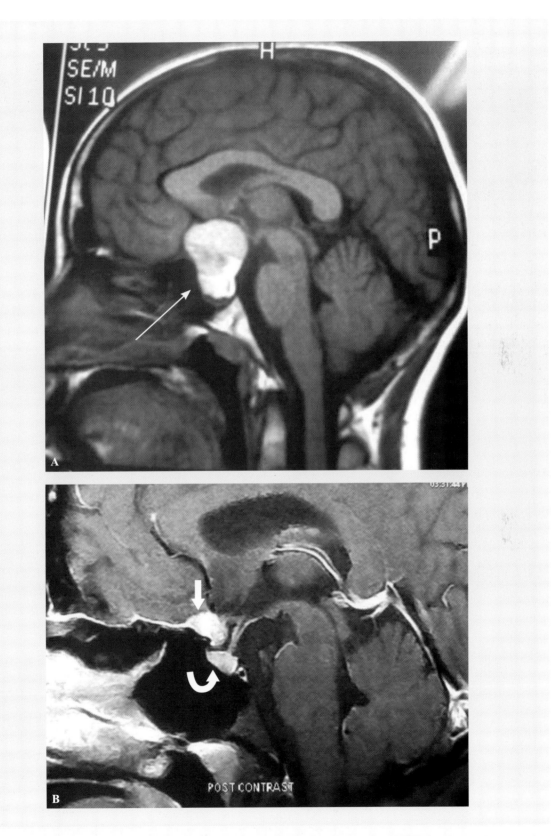

▲ 图 6-5　A. MRI 矢状位 $T_2$ 加权像显示鞍内 - 鞍上不均质病变（细白箭）提示颅咽管瘤。类似病变适合经鞍结节入路完整暴露并切除肿瘤。B. MRI 矢状位 $T_1$ 加权像显示蝶骨平台脑膜瘤（白直箭）。正常垂体腺可见与肿瘤完全分离（白弯箭）。类似病例适合经蝶骨平台入路

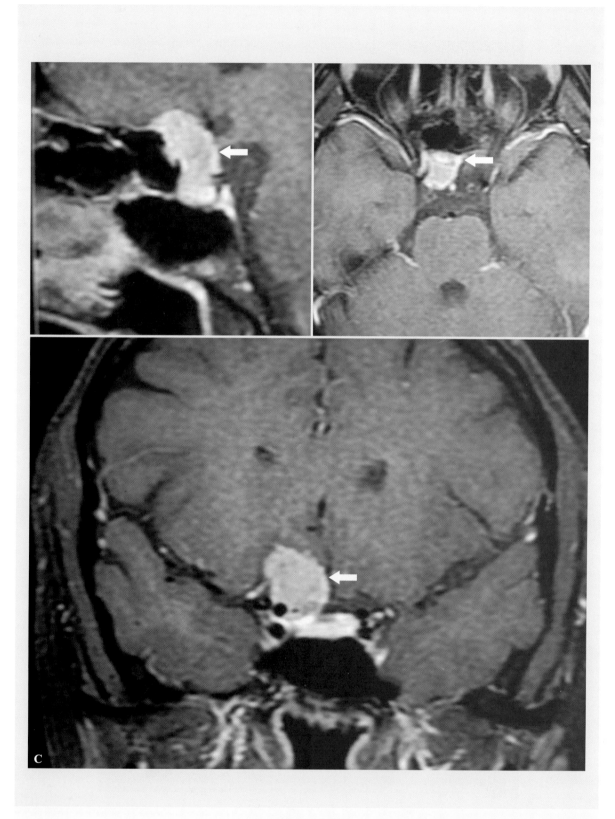

▲ 图 6-5（续）

C. 蝶骨平台脑膜瘤（白粗箭）可见于 MRI 矢状位、轴位及冠状位上，颈内动脉轻度推挤。采用经蝶骨平台入路全切肿瘤

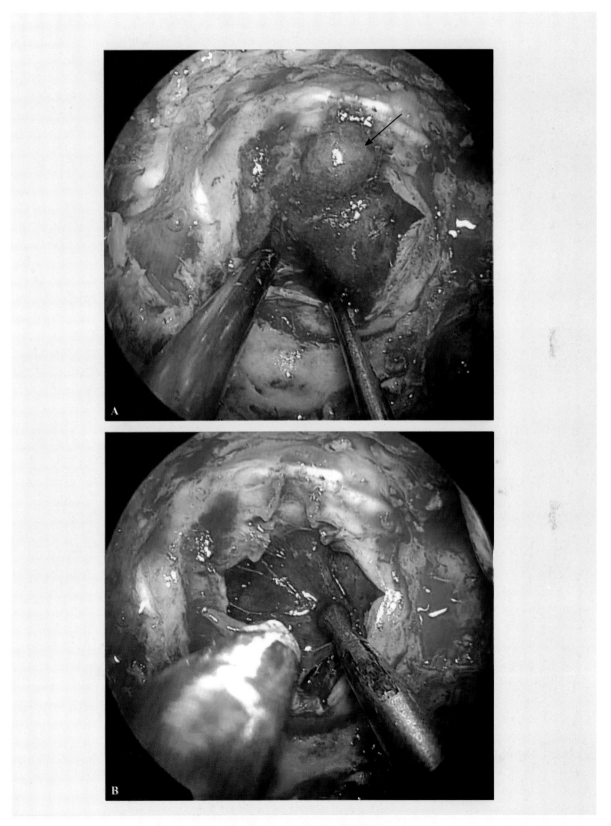

▲ 图 6-6　囊外切除颅咽管瘤

A. 注意典型的黄色囊内容物（机油样）（黑细箭）和钙化灶（E）切除；F. 最后一点颅咽管瘤的囊壁用脑膜剪锐性切除（图 10-22）

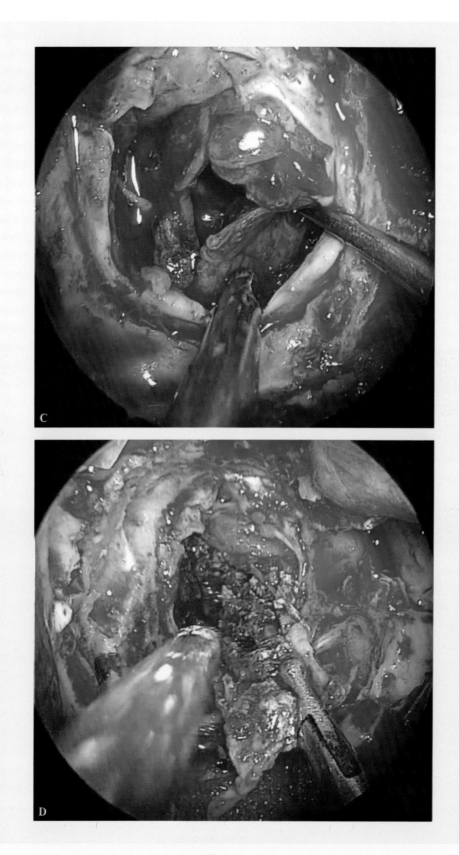

▲ 图 6-6 （续）

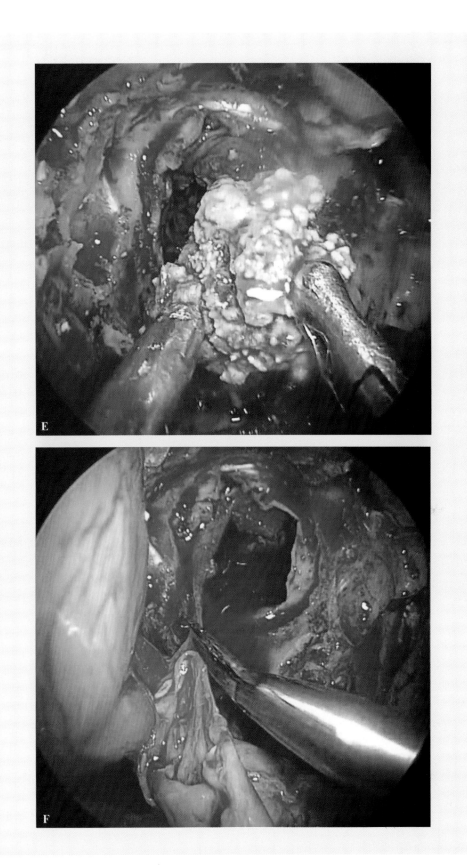

▲ 图 6-6 （续）

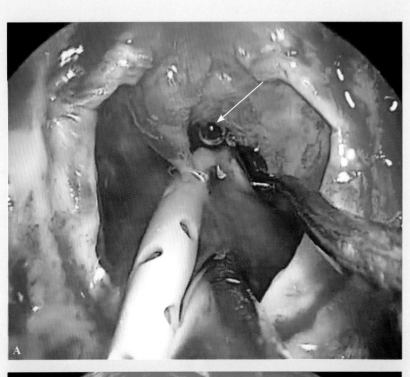

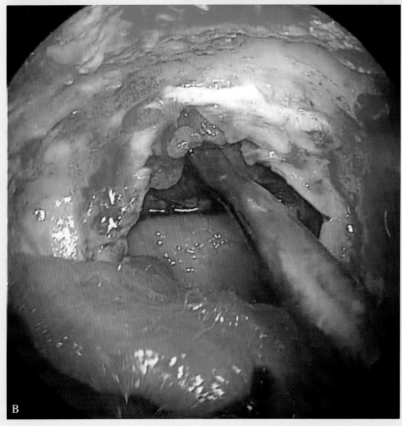

▲ 图 6-7　在图 6-6 颅咽管瘤切除后，鞍结节部位的缺损重建

A. 可见硬膜缺损（白箭）；B. 剥离子辅助将脂肪塞入缺损部位

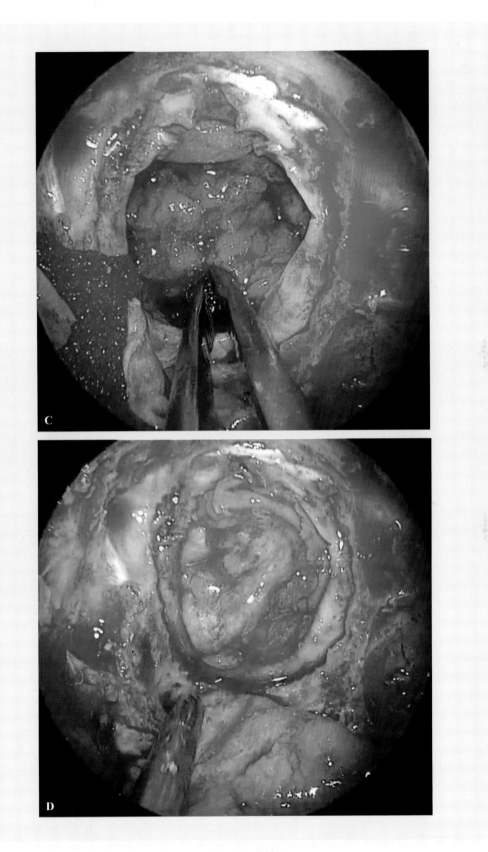

▲ 图 6-7　（续）

C. 鞍内填塞脂肪；D. 鞍底缺损用游离的筋膜瓣封闭

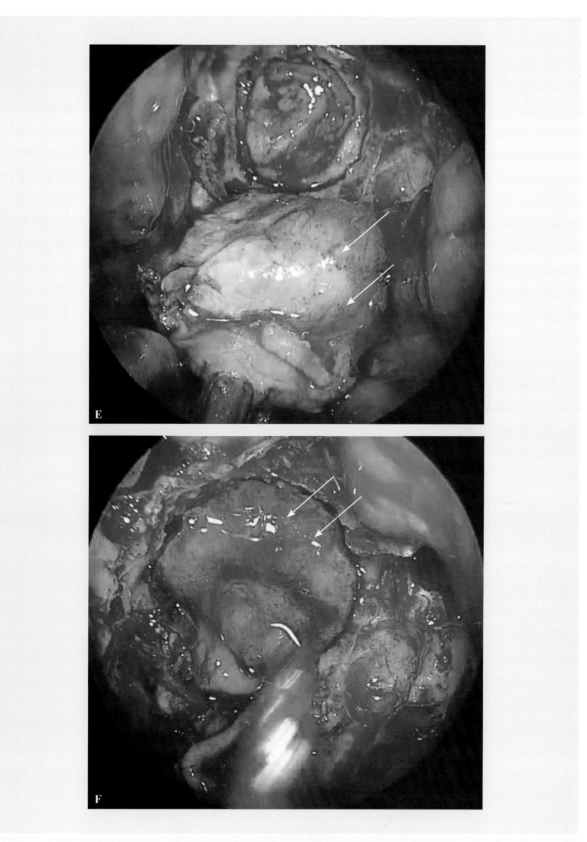

▲ 图 6-7 （续）

E 和 F. 游离筋膜瓣再以 Hadad 黏膜瓣加固（双白箭）

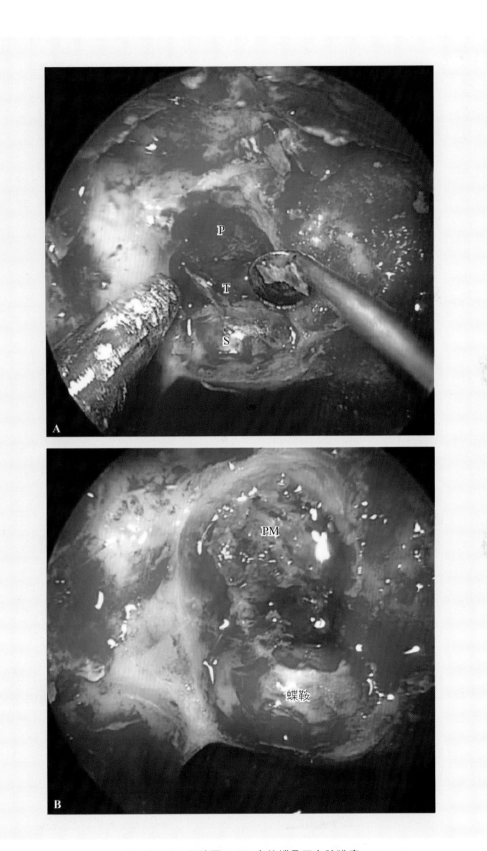

▲ 图 6-8　切除图 6-5C 中的蝶骨平台脑膜瘤

A. 暴露鞍底（S），鞍结节（T）和蝶骨平台（P）；B. 电凝上海绵间窦后。可见蝶骨平台脑膜瘤（PM）明显位于鞍底上方

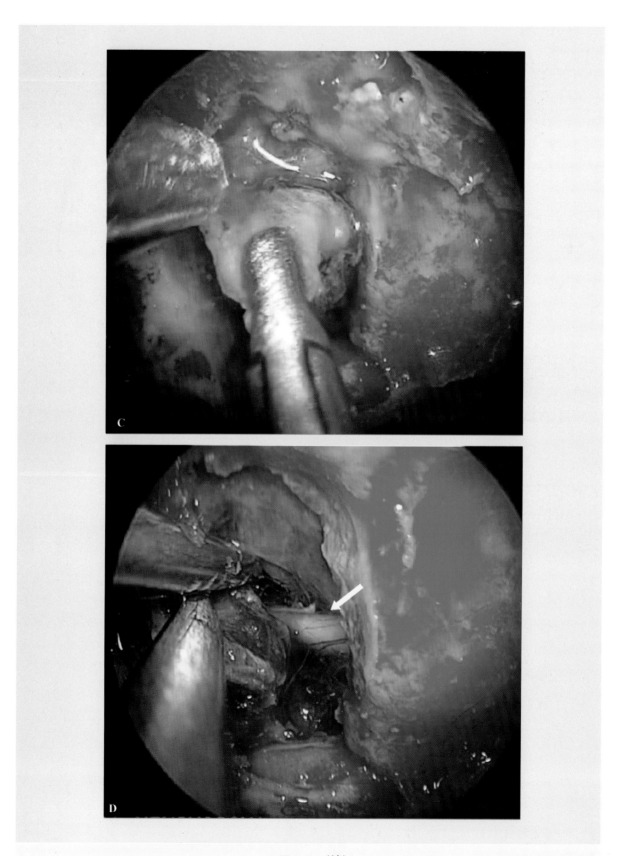

▲ 图 6-8 （续）

C 和 D. 组合使用钝性及锐性分离器械分块切除脑膜瘤。注意，可见左侧视神经（D）（白长箭）

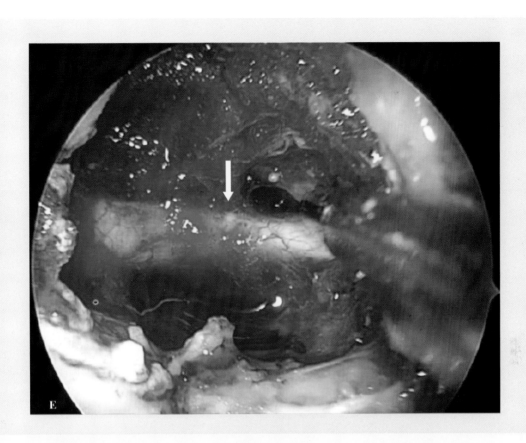

▲ 图 6-8 （续）

E. 蝶骨平台脑膜瘤全切后，白箭示视交叉

## 二、经斜坡入路

上斜坡包括鞍背和后床突。为了能够显露位于上斜坡后方的基底动脉，必须要去除鞍背及后床突骨质。斜坡病变一般会推挤斜坡旁颈内动脉及基底静脉丛，有利于内镜下切除病变（图 6-10）。斜坡骨质磨除的大小取决于病变的范围。在该入路中必须使用神经导航系统。术中需要完全磨除蝶窦下壁使其与下 2/3 斜坡齐平。与其他任何入路一样，我们需要在视野范围内要保留重要的解剖标志，包括双侧斜坡旁颈内动脉、翼突内侧板和翼管（图 6-11）。为暴露斜坡可做一反转的 U 形咽部黏膜瓣，术毕时可利用该黏膜瓣辅助重建（图 6-12）。斜坡骨质使用 3mm 粗金刚砂钻头在神经导航系统辅助下磨除。斜坡骨质的磨除很耗时，在磨除过程中可能会遇到持续不断的松质骨出血（图 6-13），可用不停冲洗和（或）骨蜡控制出血。一旦磨至内板，可以使用金刚钻、Kerrison 咬骨钳或者精细剥离子去除残余骨质（图 10-8，图 10-13，图 10-26）。斜坡骨质内板去除后，即暴露含有基底静脉丛的硬膜（图 6-14）。基底静脉丛出血会很汹涌，可用纤维蛋白胶原或 Floseal® 控制出血。但在病变压迫或推挤后，该区域出血常不严重。

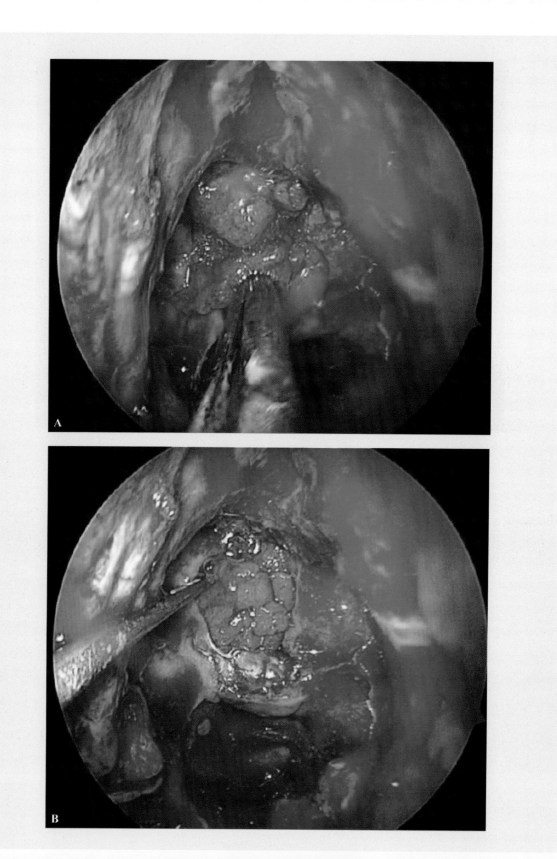

▲ 图 6-9　在图 6-8E 中所见的缺损重建

A 和 B. 蝶骨平台骨质缺损使用脂肪填塞，然后纤维蛋白胶加固

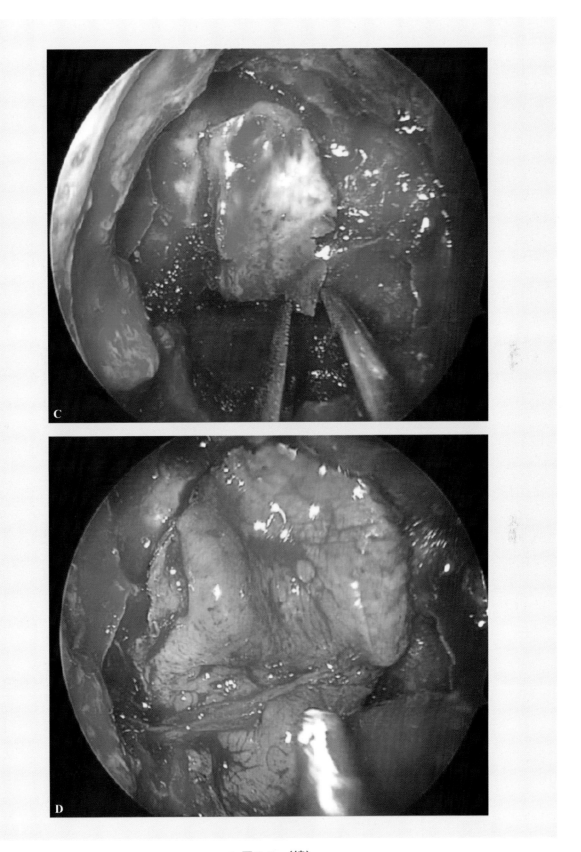

▲ 图 6-9 （续）
C. 游离骨片（本例为蝶嘴）用于嵌入缺损部位封闭鞍底；D. 用 Hadad 黏膜瓣做最后一层封闭修补

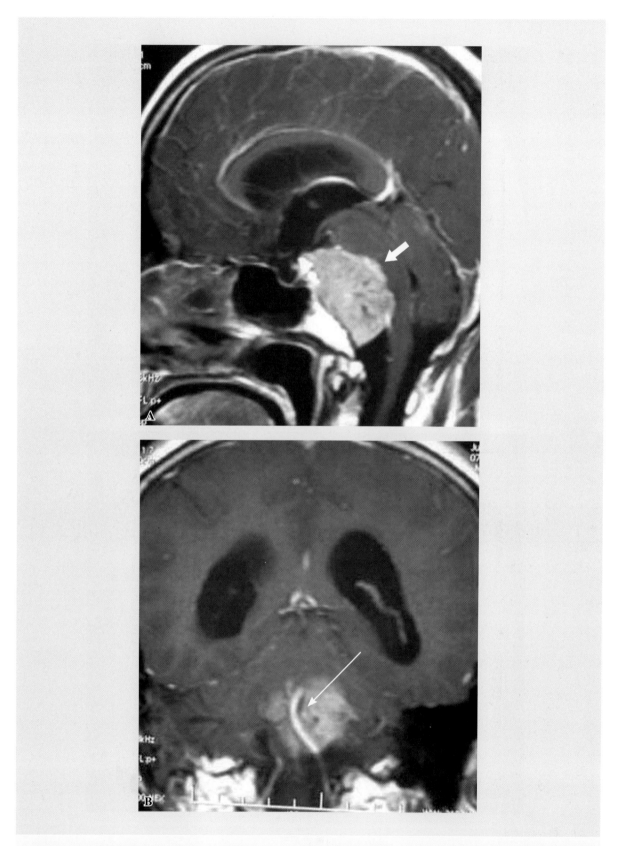

▲ 图 6–10 斜坡脑膜瘤（白粗箭），占据整个斜坡，基底动脉（白细箭）受压向后移位堵塞第四脑室引起脑积水（可见侧脑室扩张）。经斜坡入路切除病变

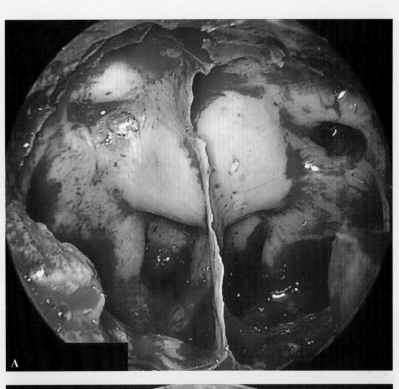

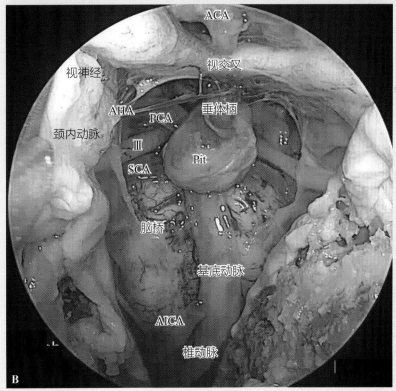

▲ **图 6-11**　**A.** 经斜坡入路中视野范围内的重要解剖标志；**B.** 尸头标本中的斜坡后方解剖照片

AHA. 垂体前动脉；Pit. 垂体腺；Ⅲ. 动眼神经；ACA. 大脑前动脉；SCA. 小脑上动脉；AICA. 小脑前下动脉；PCA. 大脑后动脉

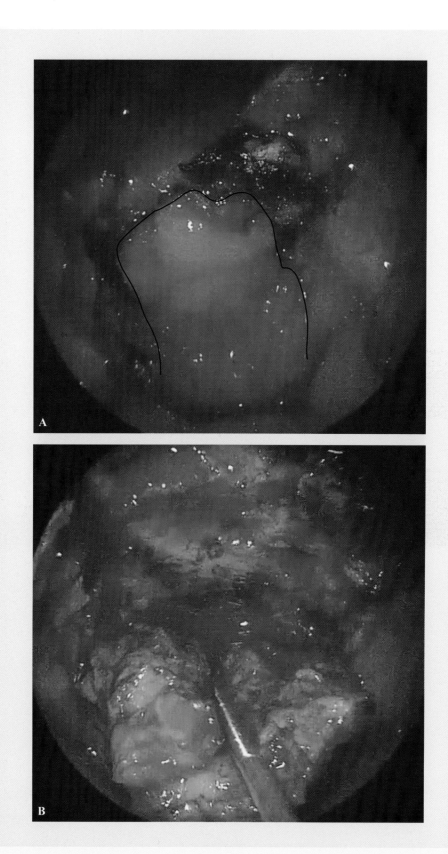

▲ 图 6-12 抬起反转的 U 形咽部黏膜瓣（黑线勾画）暴露下斜坡。该黏膜瓣可用于重建或者与 Hadad 黏膜瓣联合用于封闭缺损

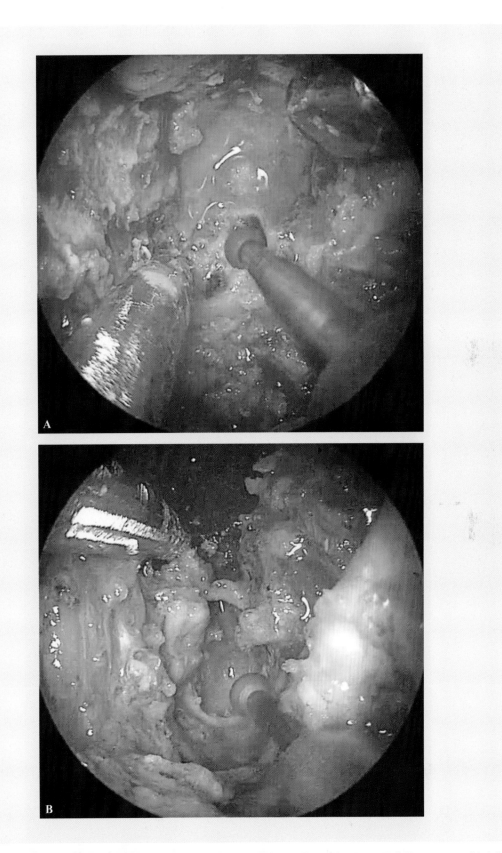

▲ 图 6-13　**A.** 最初用切割钻磨除斜坡骨质，每一步均在术中导航引导下进行直至显露内板；**B.** 一旦到达内板，切割头换为金刚砂磨头进一步磨除骨质

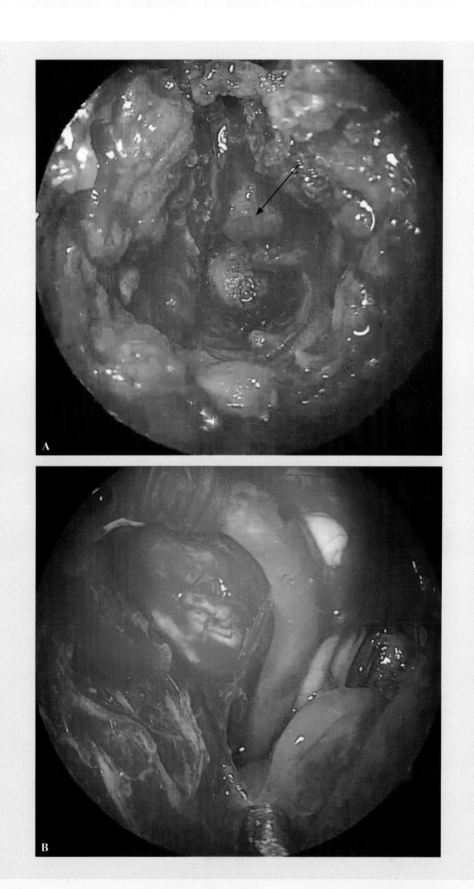

▲ 图6-14　**A.** 磨除斜坡内板后暴露斜坡硬膜（黑箭）；**B.** 磨除斜坡及切除肿瘤后可见基底动脉

内镜经斜坡入路不适合用于肿瘤向侧方扩展至颈静脉球、颈内动脉管或海绵窦的病例，也不适用于枕骨大孔上方波及枕髁或齿状突最下方的病例。上述这些情况中，单纯内镜入路是禁忌的，内镜只能与开颅入路联合应用[1]。

如果可能出现颅颈交界区不稳定，可在手术前实施枕颈固定。

在颅颈交界区（CV）肿瘤中，分离反转的咽喉壁黏膜瓣，并通常去除下斜坡和 $C_1$ 前弓的骨质。

### 重建

斜坡骨质缺损的重建由于缺乏后方支撑、缺损范围和重力效应而极富挑战性[2]。内镜斜坡手术很明显会导致脑脊液漏，因此应在手术开始阶段获取 Hadad 黏膜瓣。单侧鼻中隔黏膜瓣的范围可能不够重建时，有时需辅以咽部黏膜瓣（图 6-15）。当病变未波及下斜坡时，可以制备一个相对于常规病例短的黏膜瓣。

冠状面的暴露曾由极富经验的团队描述过，但应仅限于高级中心而不宜推广，并且超出了本书的范畴。

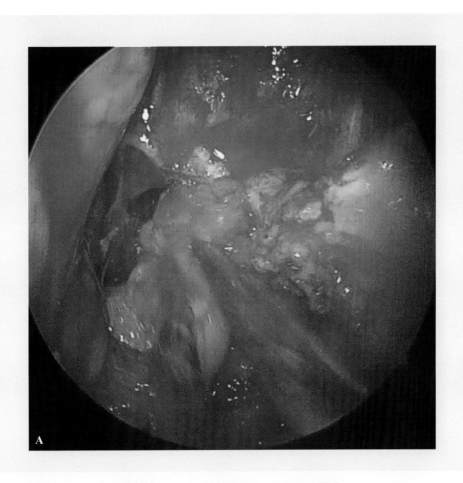

▲ 图 6-15  斜坡缺损使用（A）脂肪覆盖

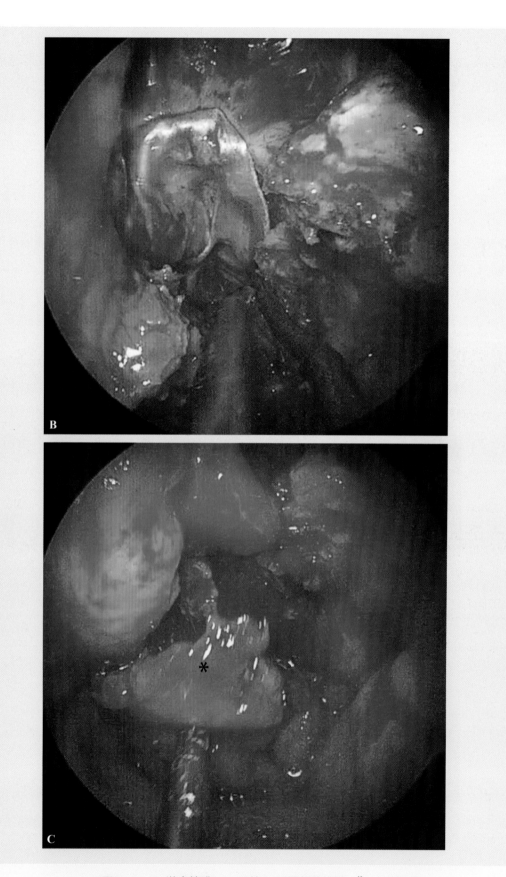

▲ 图 6-15　B. 游离筋膜；C. 反转 U 形咽部黏膜瓣（＊）多层重建

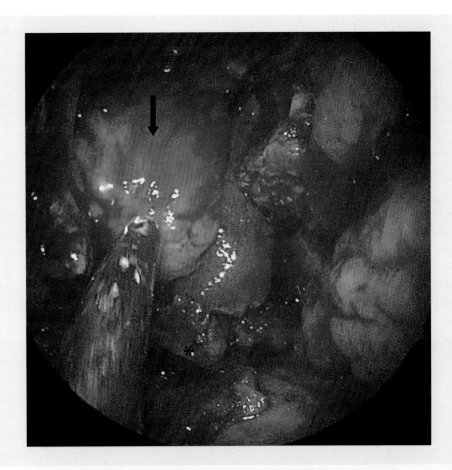

▲ 图 6-15　D. HB 黏膜瓣（黑粗箭）与咽部黏膜瓣（\*）联合重建

## 参考文献

[1] Deopujari C, Shaikh S, Shah N. Endonasal extended endoscopic skull base approaches: scope and limitations. In: Muthukumar N, Goyal V, eds. Progress in Clinical Neurosciences. Vol 32. Noida, UP: Thieme; 2017:89-102

[2] Mangussi-Gomes J, Beer-Furlan A Balsalobre L, Vellutini EA, Stamm AC. Endoscopic endonasal management of skull base chordomas. Otolaryngol Clin North Am 2016;49(1):167-182

# 第 7 章　术后监护
## Post-operative Care

Nishit Shah　Sai Spoorthi Nayak　**著**

周　全　赵培超　赵　琪　滑祥廷　**译**

张洪钿　**校**

## 一、术后阶段

我们的术后方案是将患者留在重症监护室（ICU）至少 1 天，监测出入量、血清电解质、鼻腔分泌物（如果有）、腰大池引流（如果插入）等。

一条 Foley 导管保持在原位，用于监测尿量。如果在 4h 内尿量超过 1000ml，并且血钠高于 150mEq/L，则在计算术中输液负荷量后鼻内给予抗利尿激素。如有低钠血症，应采取纠正措施。

根据患者的情况，抗生素持续使用的时间是可变化的，3～5d 或更长。广谱抗生素的使用，如头孢菌素，通常以 1g 每天 2 次开始。这主要是为了防止鼻腔感染，如果患者做了腰大池引流，只要引流管保持原位，就可增加注入氨基糖苷类药物，以覆盖控制厌氧菌生长。

如果留置了腰大池引流管，术中没有脑脊液漏，术后即可拔除。如果漏口很小，术后 24h 可以拔管。在基底池已经被广泛打开，或者漏口相当宽的情况下，引流以 10ml/h 的速率持续 3d 或 72h。当脑室被广泛打开时，引流可以持续 4～5d。应密切监控引流情况。如果引流在任何时候中断，建议拔除引流管，即使在手术刚结束的阶段。无功能的引流更危险，是脑膜炎发病上升的潜在威胁。

在大多数情况下，如果已经使用了补救性皮瓣，我们通常不会在手术结束时置入鼻腔填塞物。如果仅仅为了止血而放置鼻腔填塞物，通常在放置 24～48h 后取出，如果术中有脑脊液漏，通常将填塞物放在鼻中隔黏膜瓣的一侧，并在 4～5d 后取出，视漏的情况而定。患者在床上平卧，头部抬高 30°～60°。

每天监测血清电解质，至少 3d，建议在患者出院前或手术后 1 周重新评估电解质。通过电子邮件或电话告知患者在 3 周内再次进行检测。

在术前患有垂体功能减退的患者中，激素替代是在术前开始的，对于术前垂体功能正常的患者，术后给予氢化可的松 3d（第 1 天 100mg 每天 3 次，第 2 天每天 2 次，第 3 天每天 1 次）。对于垂体瘤功能正常的视力缺陷患者，术前给予地塞米松以保护视力，术后视视力恢复情况持续 1～3 周。

出院前，在停止任何补充治疗至少 24h 后的上午 8：00 和下午 4：00，应检查一次血清皮质醇水平，以防止错误读数。

对于分泌生长激素的肿瘤，手术后早上空腹检查的生长激素水平理想情况下应低于 2ng/ml。

在 3 个月时重复检测全套激素，如果不正常，内分泌指标要长期随访。

## 二、患者术后活动

无论手术中任何时候观察到脑脊液漏，我们的方案是在术后第 2～4 天让患者卧床休息，头部抬高逐渐增加到 60°。第 4 或第 5 天动员患者起床活动。这通常是黏膜瓣 / 移植物生长主要占用的时间。颅内压在俯卧时 15～20cmH₂O，坐位时增加到 40cmH₂O[1]。在过去几年中，我们一直鼓励患者尽早下床活动。在术后第 2～4 天，患者的头部逐渐从 30° 抬高至 60°。在第 4 天，允许患者带着鼻腔填塞物原地行走，并在第 5 天拔除鼻腔填塞物。没有发现早期运动对修复部位的愈合有任何影响，相反，患者在进食和运动方面更舒适。在有术中渗漏的情况下，对于小渗漏，腰大池引流管留置至少 24h，对于大缺损的扩大手术，如果第三脑室已经打开，则留置长达 72h。脑脊液以 10ml/h 的速度排出。这样可以降低修补部位处脑脊液的压力。

移除鼻腔填塞物后，患者被动员下床，并在医院观察 24h，观察是否有脑脊液漏。

## 三、术后鼻腔清理

一旦患者适合出院，患者就会被送去做鼻腔清洁。在头灯照明下或使用内镜清洁前鼻腔中的任何结痂或纤维蛋白渗出液。鼻咽部清除所有黏液性分泌物，确保在下鼻甲水平的低位进行。这种清洁的目的是通过开放鼻腔通道来促进鼻腔呼吸。此时，蝶窦区域不应去触碰或干扰。通常两次鼻内镜清洗，间隔 1 周，就足够了。告知患者如果有任何鼻塞或臭味鼻腔分泌物或任何脑脊液漏的迹象，即来复诊。患者在取出鼻腔填塞物后立即开始使用盐水鼻腔喷雾剂。这有助于减少痂皮的形成，并使术后清洁变得容易。对于手术中脑脊液漏已被修复的患者，即使漏口再小，必须给予最大程度的关注。

脑脊液漏患者建议采取的预防措施是避免排便用力，避免举重，避免长时间弯曲颈部，因为所有这些活动都会增加颅内压。涉及大气压力突然变化的活动，如飞行旅行和潜水，最好避免在至少 3 周内进行。由于明显的原因，手术后不宜游泳。同时建议术后第一周避免在拥挤的地方或多尘的环境中，以免任何空气传播的感染。

按照最初的手术计划，在 3 个月时还例行进行影像随访，以观察减压是否充分或切除是否完全。它可以提醒我们任何不可预见的并发症，并可用于进一步随访的参考。

## 参考文献

[1] Shah N, Rathore A.Step by Step CSF Rhinorrhoea. New Delhi: Jaypee; 2009:9

# 第8章 手术并发症及处理
## Surgical Complications and Their Management

C. E. Deopujari    Sai Spoorthi Nayak    著
周 全 赵培超 赵 琪 刘健刚 译
张洪钿 校

在经过恰当挑选的病例中，经内镜颅底外科手术的并发症与经颅和经鼻显微手术相当，在有经验的神经外科医生手中，肿瘤切除变得更加安全和可能更为有效。

## 一、术中并发症

### （一）血管并发症

最常见的术中并发症是出血。在矢状面上，它可能来自蝶腭动脉的鼻中隔分支、海绵窦、海绵间窦、颈内动脉，很少来自大脑前动脉或大脑后动脉。在冠状面，可能会遇到以下动脉出血：蝶腭动脉、上颌内动脉或腭降动脉。

蝶腭动脉的鼻中隔分支出血可能发生在扩大蝶窦的同时，因为鼻中隔分支在蝶窦开口和鼻后孔上缘之间走行（图8-1）。然而，在向上剥离鼻中隔黏膜瓣的同侧时，必须小心不要损伤血管，这可能会危及黏膜瓣的存活。在进入翼腭窝时也可能会遇到蝶腭分支。当血管出血时，一只手用吸引器吸血，另一只手用棉片压迫来确定出血位置。采用一种持镜方式使血液喷射不会落在内镜上。一旦确定，使用双极烧灼或单极抽吸烧灼可以容易地处理这种出血。

当进入翼腭窝或颞下窝时，可能会遇到来自颌内动脉的出血。动脉用双极电凝烧灼，或是用结扎夹结扎。

对于扩大入路，在切开海绵间窦时可能会遇到更多的出血机会，这最好通过双极电凝烧灼来控制（图8-2）。窦的电凝和切开应严格控制在中线，以避免对供应视觉系统的垂体下动脉分支的任何损伤。

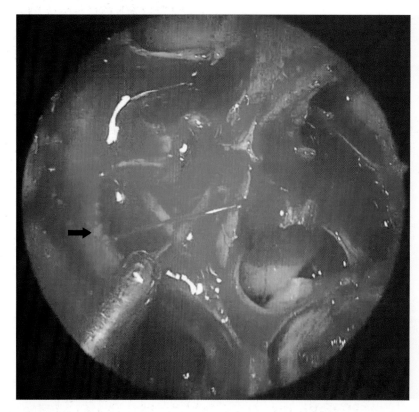

◀ 图 8-1　试图在蝶窦前壁钻孔时使右侧蝶腭动脉的鼻中隔分支受到外伤，可见喷出的血液（黑箭）。这条动脉必须保留在 Hadad 黏膜瓣剥离起来的一侧

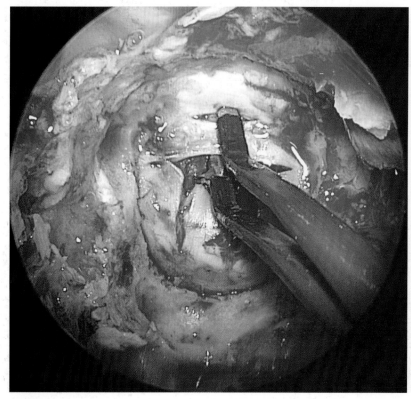

◀ 图 8-2　上海绵间窦（SICS）常见于扩大的颅底病例，如经蝶骨平台或经鞍结节入路。为了避免对下丘脑下动脉造成损伤，使用垂直枪式双极镊（图 10-27）在中线处进行严格烧灼

深度较深的出血通常由局部止血剂控制，因为烧灼会进一步损伤甚至阻塞血管。吸收性明胶海绵（Gelfoam®）是最常用的局部止血剂。它由凝胶状基质组成，直接放置在出血部位。然而，它必须留置在出血的源头，以提供持续的止血。它会随着出血部位的血液膨胀，并可能阻碍远端视野。

氧化纤维素片或速聚纱（Surgicel®）是更好的选择，因为它通过化学变化起作用，不会膨胀。弥漫性毛细血管出血和静脉出血最好由 Surgicel 控制，可能是手术结束时加强止血的好选择。

除了主要用作密封剂外，纤维蛋白胶还具有止血性能。它对海绵窦意外损伤或海绵窦间损伤引起的静脉出血特别有用。

Floseal® 的流体明胶由明胶颗粒和人凝血酶组成。它被用于海绵窦出血，因为通过压迫或烧灼止血在该部位是不切实际的。它提供了一种快速有效的止血方法。它是用一个特殊的涂抹器精确地注射在出血的源头上。然后用棉片覆盖几秒钟，使凝血酶接近出血组织，然后止血。Floseal 的优点是它可以适合任何出血部位，在涂抹器的帮助下，它可以到达最深或难以接近的区域。Floseal 最大的优点是它可以被洗掉，不会形成坚硬的基质，也不会妨碍远端视力（图 8-3）。

颈动脉出血是一种高压出血，可在几秒钟内立即充满鼻腔，并很容易导致手术区域的即时定向障碍。毫无疑问，它会在手术室里引起警报和恐慌。重要的是不要在颈动脉出血时失去冷静，千万不要将内镜移出鼻腔。在颅底病例手术中使用双吸引器是个好主意。在这种出血的情况下，第一步是通过中鼻甲切除术或下鼻甲切除术在鼻腔中创造更多的空间。在使用单鼻孔入路的情况下，建议做一个鼻中隔切口，以便从另一侧引入第二个吸引器。在大多数情况下，双鼻孔入路用于颅底手术，因此可能不需要单独的鼻中隔切口。使用两个吸引器，两个吸引器形成三角形状以定位出血部位（图 8-4）。

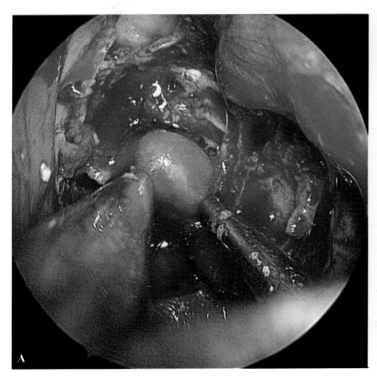

◀ 图 8-3　A.Floseal® 用于控制左侧海绵窦出血，在涂抹器的帮助下，将其直接喷涂在目标部位

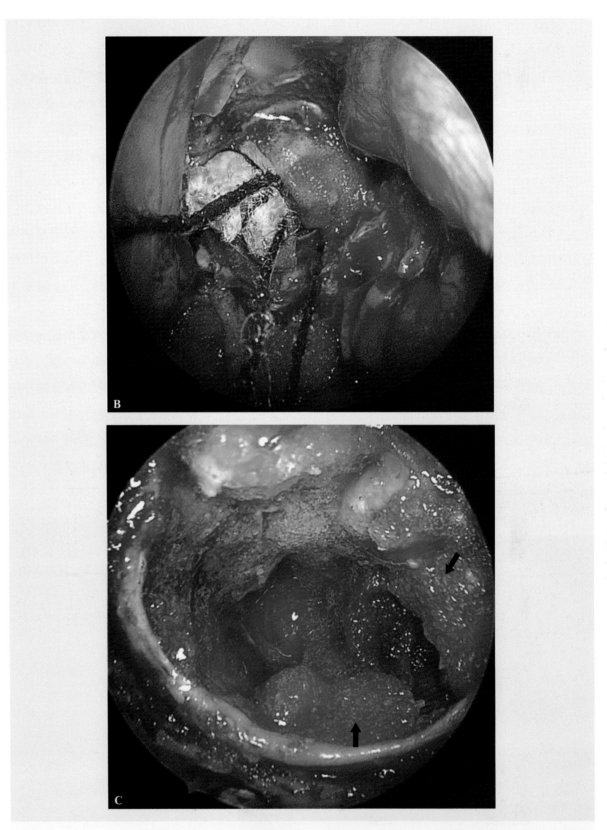

▲ 图 8-3（续）

B. 在目标位置推入 Floseal® 后，用棉片压迫使其靠近组织；C. 在冲洗掉 Floseal® 后可以清楚地看到蝶鞍（黑箭）。左海绵窦可见残留的 Floseal®，它不会阻碍远端视野

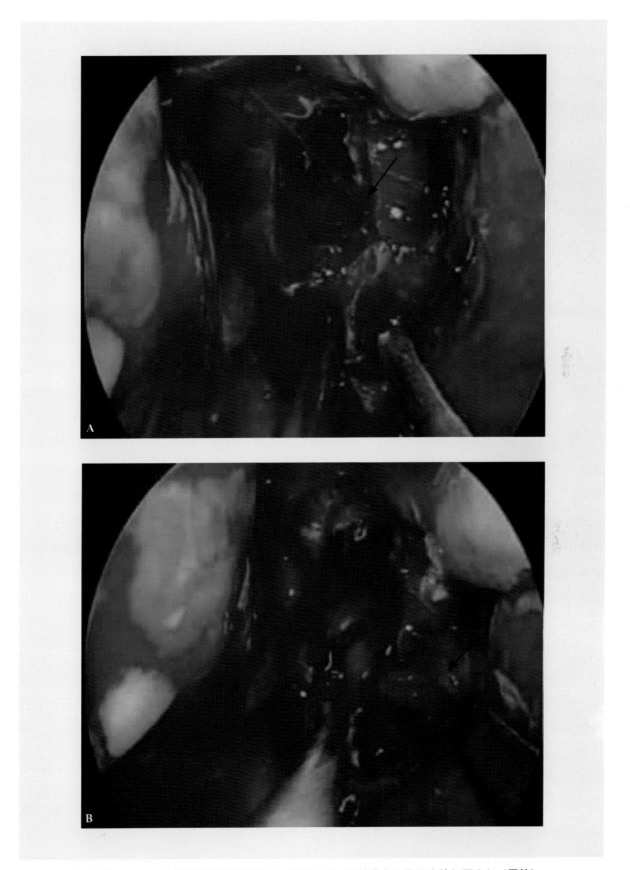

▲ 图 8-4 **A.** 左侧斜坡段颈动脉出血（黑箭）；**B.** 颈动脉出血用肌肉片加压止血（黑箭）

压碎的肌肉片是最好的局部止血剂，如果施加一定的压力，可以阻止血流。对于少量的渗血，Surgicel® 加压压迫止血可能就足够了。应使用黏膜或结缔组织移植物覆盖以进一步加固。介入放射科医师被叫到手术室，进行术中血管造影术以寻找任何动脉瘤，然后在相同的环境下进行处理。1 周后和 1 个月后进行重复血管造影，以观察动脉瘤的发展。

为了有效地切除肿瘤，必须非常小心，不要损伤重要的血管，如颈内动脉、大脑前动脉、大脑后动脉等。尤其是在大的或黏附的恶性肿瘤可能会包裹或浸润血管。患者可能会出现严重的术后神经功能缺损。在这种情况下，必须决定保留肿瘤，以避免灾难性的并发症。在有选择的情况下，可以用其他方式如 γ 射线照射来治疗残留肿瘤。

### （二）神经并发症

磨除蝶窦间隔时磨钻对视神经造成的任何意外损伤，磨除蝶鞍时对视神经造成的损伤，或处理鞍上肿瘤时对视交叉的直接损伤都可能导致术后失明。此外，眼动脉的任何损伤或痉挛都会导致视觉并发症。视力可能完全丧失，或者在原有视力丧失的情况下恶化。

广泛压迫海绵窦或在海绵窦内操作可导致沿其侧壁走行的第 III、第 IV、第 VI 和第 $V_1$ 对脑神经的损伤。患者可能会出现术后复视 / 眼肌麻痹，伴有第 III、第 IV 对脑神经的损伤或更常见第 VI 对脑神经损伤后凝视麻痹或上睑下垂。

鞍内的过度填塞会使这些神经受压，也会导致暂时性眼肌麻痹。过度填塞以控制静脉窦腔的出血最常见的是会导致术后第 VI 对脑神经麻痹，因为第 VI 对脑神经在静脉窦腔的正后方是其走行的水平段。

通过静脉注射皮质类固醇以减少神经水肿来保护这些患者的治疗是必需的。很少情况下，患者可能不得不被带回手术室，去除任何过度的填塞物来减压。当然，这个决定需要根据手术小组的讨论来做出。保守的选择可能会先尝试几天，密切监测视力和眼球运动。如果这种方法失败，可以安全地选择外科手术。

### （三）脑脊液漏

在包膜外切除术中，肿瘤切除越彻底，脑脊液漏的机会越多一些。在肿瘤包膜外切除术中，如果外科医生足够小心不损伤鞍隔膜，脑脊液漏的机会就更小。肿瘤在硬膜内扩展时，脑脊液漏的机会总是存在的。脑脊液漏是通过持续的透明液体流（术中与血液混合）来识别的（图 8-5），这种液体流通常是由大脑传递的搏动引起的搏动。视颅内压而定，一段时间后可能会减少，但不会完全停止。一旦发现脑脊液漏，必须在肿瘤切除结束时，在同一时间确定并封闭该部位。

鞍隔膜上的小裂缝很容易被脂肪堵塞。然后可以用筋膜、鼻中隔黏膜瓣、游离黏膜骨膜瓣、胶水等来加固。取决于裂缝的大小。脑脊液漏修补的病例，术后漏的发病率一定比无脑脊液漏的高。患者被要求卧床休息 5d，以避免脑脊液漏有的最轻微复发的机会。一般来说，患者可能行也可能不行腰大池引流。

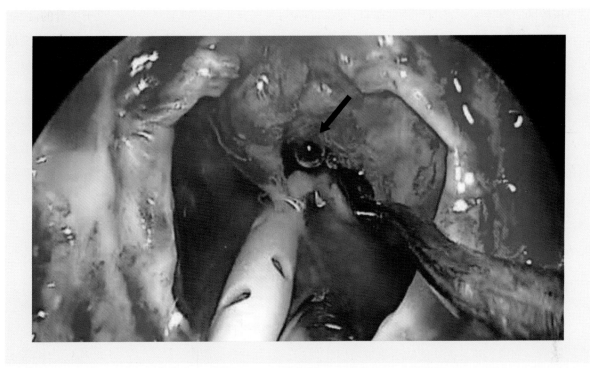

▲ 图 8-5　颅咽管瘤囊外切除后硬膜撕裂处脑脊液漏（黑色箭头）

# 二、术后即刻并发症

## （一）出血

在恢复室中，由于止血或填塞不当、血压突然升高或患者有任何出血倾向，患者可能在手术后24h 内出现出血。轻微出血可以通过鼻腔填塞来控制。如果尽管有填塞仍在出血，或者如果似乎是动脉性的，那么患者可能被带回手术室重新探查手术部位。如果出血来自鞍区，那么修补区应该被抬起并探查是否有海绵窦或任何动脉出血。一旦确定了位置，应采取足够的措施来控制出血。

## （二）尿崩症和低钠血症

在术后期间，每小时都要密切监测尿量。如果尿量超过 200ml/h，则认为患者有尿崩症。这可以通过给予鼻内加压素来解决。持续的尿崩或增加的尿量可能会导致低钠血症，必须进行相应的纠正。因此，需要在术后第 1、第 3 天和出院时监测血清电解质。相反地，在该区域的外科手术中经常出现低钠血症可能是由于抗利尿激素（SIADH）分泌不当综合征或脑性盐耗综合征引起的。除了血清钠值外，尿钠值和血清渗透压有助于更有效地治疗这些患者。必须纠正潜在的皮质醇缺乏症。

### （三）脑脊液漏

对于手术中脑脊液漏已被修补的患者，即使漏口再小，必须给予最大程度的关注，我们的协定是让患者卧床休息 5d。这通常是移植物黏合所需要的时间。带血管蒂的黏膜瓣需要 48～72h 来黏合。在某些病例，带血管蒂黏膜瓣已被用于重建，患者可能会早期活动。

在手术后的一段时间内，尽管有良好的重建，鼻孔仍可能有明显的水样分泌物。如果鼻腔填塞物在原位，可以假设水样分泌物可能是从填塞物中流出的盐水。如果流出量每天都在减少，患者只需接受保守治疗，并接受预防性抗生素治疗。然而，如果在没有鼻腔填塞物的情况下有水样分泌物，或者在取出填塞物后立即流出（即 4～5d 后），应特别留心并怀疑脑脊液漏。如果在保守治疗的情况下，流出量持续或增加，则需要将患者带回手术室，尽早重新探查和封闭渗漏处。

### （四）脑膜炎

脑膜炎可能发生在有鼻腔感染的情况下行颅底手术的患者中，或者在术后没有保持无菌预防措施的阶段。如前所述，无功能的引流也可以作为一个感染上升的源头。

## 三、术后延迟并发症

### （一）鼻部并发症

患者可能出现鼻腔感染、脓性鼻涕和鼻结痂，需要定期进行鼻腔清洁和术后抗生素治疗。患者也可能出现术后鼻塞，这可能是由于鼻腔内结痂或粘连（图 8-6）。

### （二）垂体功能减退

任何对正常腺体或垂体柄的损伤都会导致永久性垂体功能减退。患者可能需要终身服用激素补充剂。

### （三）迟发性脑脊液漏和瘘管

虽然这是一种罕见的并发症，但迟发性脑脊液漏可归因于移植物移位或移植物缺血。CT 结合鼻内镜检查有助于检测黏膜瓣的任何位移。修补区附近出现气颅高度提示脑脊液瘘管。在低流量渗漏的情况下，引入腰大池引流管并保持在原位 3～5d，并开始使用静脉注射抗生素预防脑膜炎。如果这种保守的方法失败了，患者将接受再次探查并修补脑脊液漏。如果出现高压渗漏，患者会立即被送到手术室进行再次探查。当务之急是寻找用于重建的移植物和皮瓣的局部缺血处，并使用新鲜材料进行第二次修补[1]。

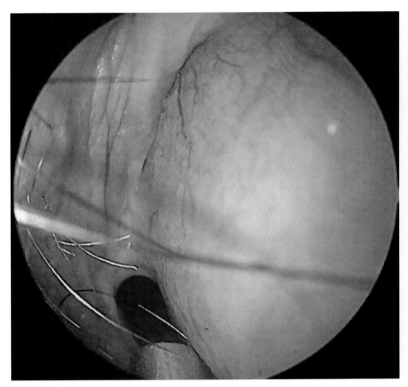

◀ **图 8-6**　术后形成右侧鼻中隔黏膜和侧壁之间的前部粘连

## 参考文献

[1] Horowitz PM, DiNapoli V, Su SY, Raza SM. Complication avoidance in endoscopic skull base surgery. Otolaryngol Clin North Am 2016:49(1): 227-235

# 第 9 章　经鼻颅底手术的决策
## Decision Making in Endonasal Skull Base Surgery

Sai Spoorthi Nayak　C. E. Deopujari　著
陈志勇　周　全　刘健刚　赵　琪　译
张洪钿　校

鼻内镜手术对于大多数颅底肿瘤是一种非常通用的方法。与显微镜相比，内镜提供了全景视野，并提供了在角落里环视的能力，而显微镜只提供了隧道视野。经鼻手术最重要的原则是避免穿过重要的神经血管结构尤其是颅神经的平面[1]。经鼻入路提供了更直接、更容易的进入中线颅底病变的径路入，而不会无意中损伤更外侧的神经血管结构。尽管大多数病例可以通过经鼻途径解决，但外科团队必须对每位患者充分考虑风险收益比。仅仅因为病变可以通过经鼻进入并不意味着它必须通过该方法来处理（表 9–1）。

表 9–1　内镜入路和经颅入路的理想候选病例

| 内镜入路 | 经颅入路 |
| --- | --- |
| 鞍区肿瘤 | 鞍上大、鞍内小的肿瘤 |
| 鞍底宽 | 鞍底骨窗小 |
| 鞍上肿瘤向上、后方生长 | 相当靠前的肿瘤或位置越过瞳孔中线 |
| 鞍内 – 鞍上生长的肿瘤<br>连接处宽颈 | 鞍内 – 鞍上生长的肿瘤<br>连接处窄颈 |
| 硬膜外肿瘤 | 广泛向硬膜内扩展 |

鞍区和鞍上肿块的主体在鞍区和蝶窦内，鞍上范围很小是理想的病例，此外，鞍旁扩展很小的大型鞍上肿瘤也是易于通过内镜处理的。当采用内镜方法时，向颈内动脉外侧延伸的中颅底肿瘤对颈内动脉以及沿海绵窦侧壁延伸的颅神经构成威胁。前颅底病变横向扩展穿过瞳孔中线，是不能在内镜下达到的肿瘤。然而，经眶上入路也使得治疗这些侧方肿瘤成为可能。

对于经鼻蝶入路，最重要的通道是由蝶鞍形成的。因此，蝶鞍的宽度是决定鼻内入路是否容易的重要因素。主体在鞍上和少量在鞍内和蝶窦的肿瘤不容易 / 不适合经鼻入路。鞍内 – 鞍上病变的患者，如果鞍区狭窄，鞍上部分肿瘤宽，则很难进行内镜手术（图 9–1）。如果存在正常的垂体，情况更是如此。被肿瘤扩宽的鞍底不仅薄且易于磨开，还提供了一个更宽的窗口进入鞍上部分（图 9–2）。蝶鞍的宽度可以在术前 CT 和鼻窦冠状或轴位片上看到。

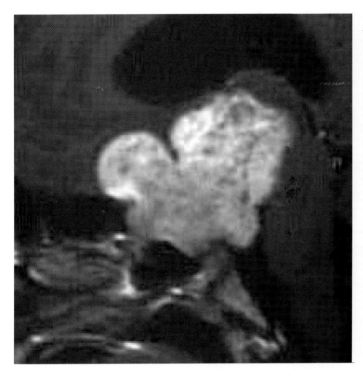

◀ 图 9–1 鞍上病变（颅咽管瘤）的 T₁ 矢状位磁共振成像图像，该病变具有鞍内小和压迫中脑的巨大鞍上成分。对于经验不足的团队来说，这样的手术可能不适合单独进行内镜手术，需要进行鼻内和经颅联合手术。另一方面，经验丰富的团队可能会采用扩大的方法对同一肿瘤进行鼻内切除术

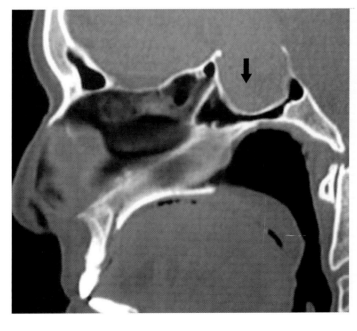

◀ 图 9–2 矢状位 CT 骨窗扫描显示一位患者的蝶鞍因肿瘤（本例为垂体大腺瘤）而变宽（黑箭）

　　在一些病例，当肿瘤的鞍上部分较大时，外科医生可能会选择分期手术。鞍区肿瘤在第一次手术中在内镜下切除，留下一些鞍上部分未被触及。外科医生等待几个月，直到通过复查磁共振扫描确定鞍上部分下降到鞍内。一旦肿瘤充分下降，就进行第二次手术。如果肿瘤不能下降，则采用经颅途径。

　　肿瘤的位置也决定了鼻内手术的难易程度，具有向前扩展或向后扩展的肿瘤对经鼻入路构成了挑战。稍微向后倾斜的垂直肿瘤有利于内镜下切除（图 9-3）。

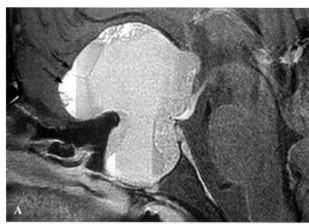

◀ **图 9-3　A.** 具有相当大的向前扩展的肿瘤（双黑箭）对使用直角内镜提出了挑战。在这种情况下，必须对鞍结节和蝶骨平台骨质进行相当多的磨除；**B** 和 **C.** 具有直线方向垂直轴或后向轴的鞍上部分肿瘤可以容易地通过内镜入路治疗

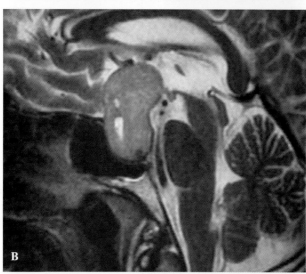

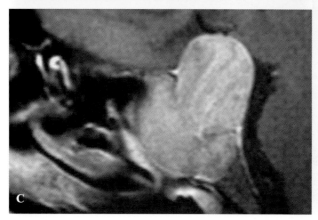

　　并非所有的鞍区肿瘤都有宽颈与鞍上部分相通。有时，鞍上部分恰好是分叶的，或者鞍上部分甚至可能与鞍内部分通过窄颈相连（图 9-4）。在这种情况下，鞍区肿瘤可能容易脱落，但通过狭窄的颈部解剖鞍上肿瘤可能相当困难。对于这种情况，采用联合入路可能是个好主意。鞍内可经鼻切除，鞍上区可经颅切除。

　　广泛硬膜内扩展的肿瘤和巨大鞍上肿瘤需要进行硬膜内切除，可以通过经颅入路很好地进行（图 9-5）。

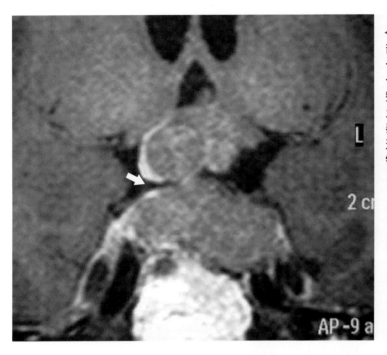

◀ 图 9-4　具有多分叶鞍上部分的肿瘤。分叶可以由一个窄颈连接（白粗箭）。像这个病例，通过内镜入路切除整个肿瘤可能是困难的，因为通过狭窄的窗口盲目操纵器械可能是灾难性的。因此，这类病例通常需要经颅和内镜联合治疗

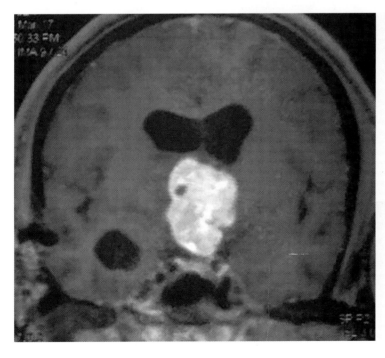

◀ 图 9-5　对于具有硬膜内扩展的大型鞍上部分，需要硬膜内切除。通过经颅途径可能更好地接近这些肿瘤

即使岩尖病变（图 9–6）也可以使用经蝶内镜入路来处理，只要该病变引起壁上的凹陷或存在于蝶窦内。

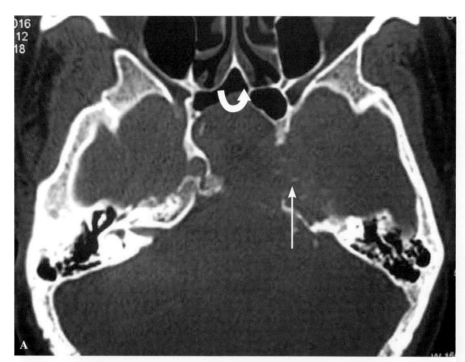

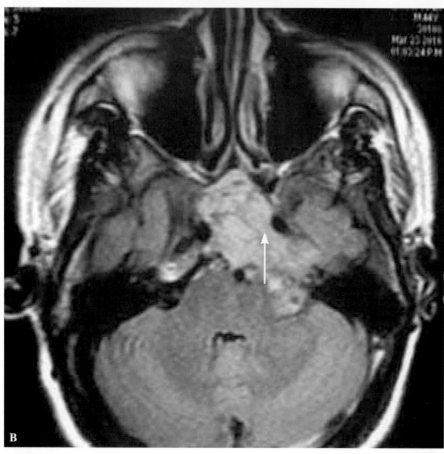

◀ 图 9–6　CT 图像（A）和从左侧岩尖（白细箭）发生的病变的磁共振图像（B），其占据蝶窦并导致其后壁上的隆起 / 凹陷（白弯箭）。通过内镜手术完全切除整个肿瘤，术后病理报告显示为神经鞘瘤

　　耳鼻咽喉科和神经外科医生必须在一起讨论所有可用手术途径的利弊。最后的决定必须把患者的安全牢记在心。应选择并发症最低且显露最佳的路线，以便最大限度地切除肿瘤。在手术的每一步，都要决定是否进一步切除肿瘤。如果风险大于收益，手术必须停止。若非分泌性肿瘤将颈动脉包裹，则最好不要触及侧面肿瘤。另一方面，在脊索瘤的情况下，我们可以进行肿瘤切除，因为脊索瘤对任何其他治疗方式不敏感。这一决定还取决于团队的经验和研究所在介入放射科医师、重症监护室医师、放射治疗师、内分泌学家等方面的支持。

## 参考文献

[1]  Kassam AB, Gardner PA. Endoscopic approaches to skull base. Prog Neurol Surg 2012;26:21-26

# 第10章　内镜颅底外科常用手术器械
## Instruments Commonly Used in Endoscopic Skull Base Surgery

Nishit Shah　Sai Spoorthi Nayak　著
邓兴力　龙建武　赵　琪　周　全　译
张洪钿　校

## 一、鼻腔填塞钳

鼻腔填塞钳（图 10-1）可用于以下操作。

- 鼻腔填塞。
- 放置黏膜瓣、筋膜和吸收性明胶海绵。
- 通过鼻中隔后部翻转黏膜瓣。
- 放置鼻窦填塞物。

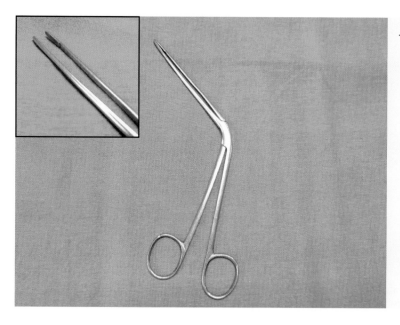

◀ 图 10-1　鼻腔填塞钳

## 二、Freer 剥离子

它有一个钝的圆形末端和一个较锋利的弯曲末端。圆形的一端可以用于生成黏膜软骨瓣或黏膜骨膜瓣，而较锋利的一端可以用于分离黏软骨 / 骨膜瓣与鼻中隔软骨与骨交界处的粘连（图 10-2）。

Freer 剥离子可用于以下操作。

● 向外骨折鼻甲。

● 分离黏膜软骨 / 骨膜瓣。

● 后筛窦切开术中处理上鼻甲。

● 分离蝶窦黏膜。

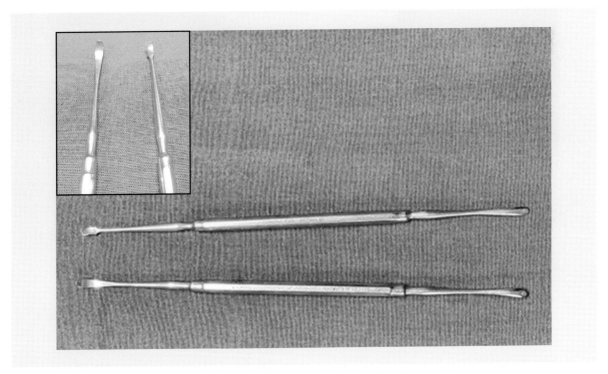

▲ 图 10-2　Freer 剥离子

## 三、针状电极

针状电极是必不可少的，其尖端大致弯曲 45°，以便制作鼻黏膜切口（图 10-3）。

针状电极可用于以下操作。

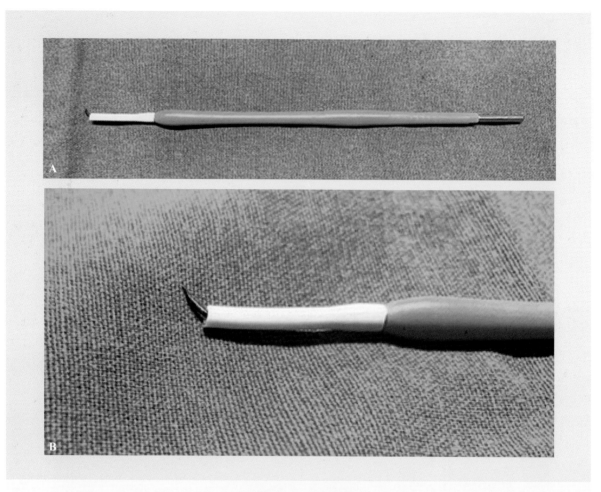

▲ 图 10-3　针状电极

- 制作鼻黏膜瓣。
- 电凝源自鼻骨的出血点。

## 四、Luc 钳

Luc 钳（图 10-4）可用于以下操作。

- 鼻中隔后部切开。
- 切除蝶窦前壁。

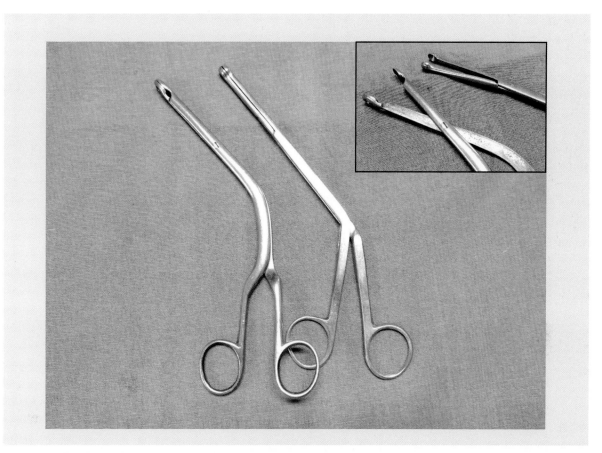

▲ 图 10-4　Luc 钳

## 五、直筛窦钳

直筛窦钳（图 10-5）可用于以下操作。

● 鼻中隔后部切开。

● 移除碎骨片。

● 移除蝶窦黏膜。

## 六、翘头筛窦钳

翘头筛窦钳（图 10-6）可用于以下操作。

● 去除具有一定角度的骨刺或骨块。

● 移除蝶窦上部黏膜。

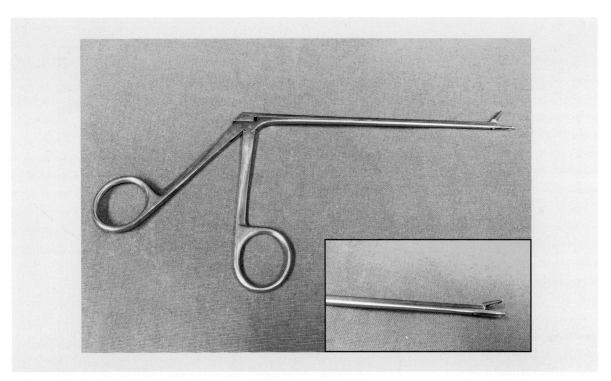

▲ 图 10-5　直筛窦钳

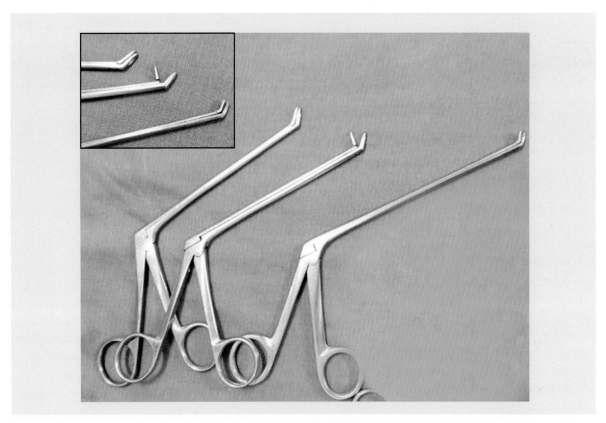

▲ 图 10-6　翘头筛窦钳

## 七、下翘头筛窦钳

下翘头筛窦钳（图 10-7）可用于以下操作。

● 移除蝶窦底部黏膜。

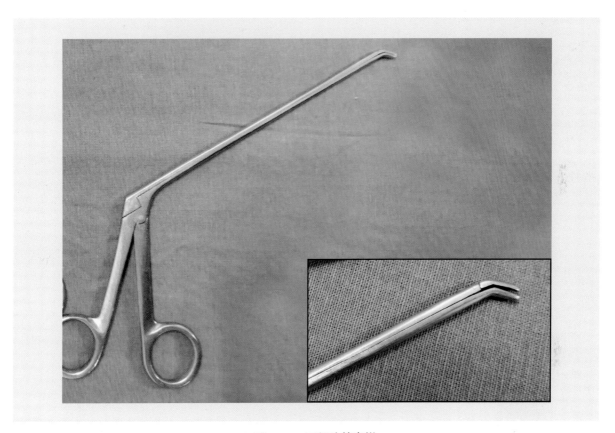

▲ 图 10-7　下翘头筛窦钳

## 八、3mm 金刚 / 切削钻

3～4mm 金刚钻（图 10-8）用于处理蝶窦和鞍底的大部分骨质。

● 去除蝶窦前壁。

● 去除蝶窦犁状骨头。

● 去除蝶窦内间隔和翼突。

● 去除鞍底。

3mm 切削钻用于移除斜坡等较厚的骨质。

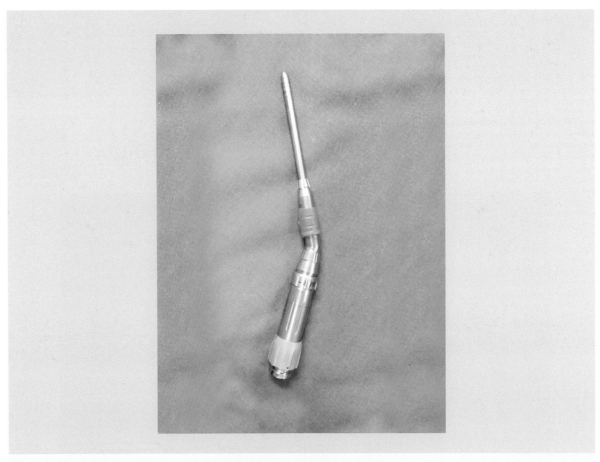

▲ 图 10-8　**3mm 金刚 / 切割钻**

## 九、骨凿

骨凿（图 10-9）可用于以下操作。

- 切除蝶窦前壁。
- 移除鼻中隔后部。

## 十、鼻甲剪

鼻甲剪（图 10-10）可用于以下操作。

- 切除中鼻甲。
- 切除上鼻甲。
- 鼻甲成形术。

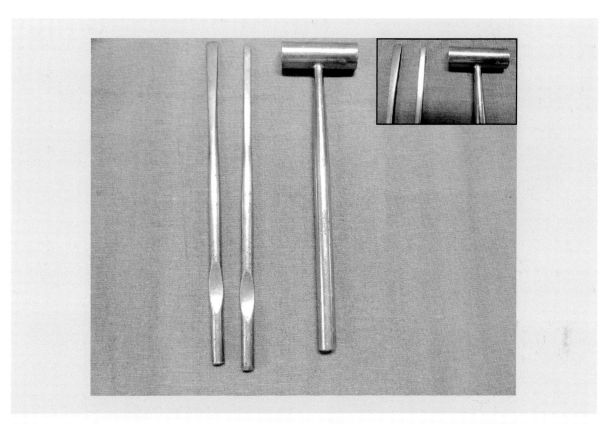

▲ 图 10-9 骨凿

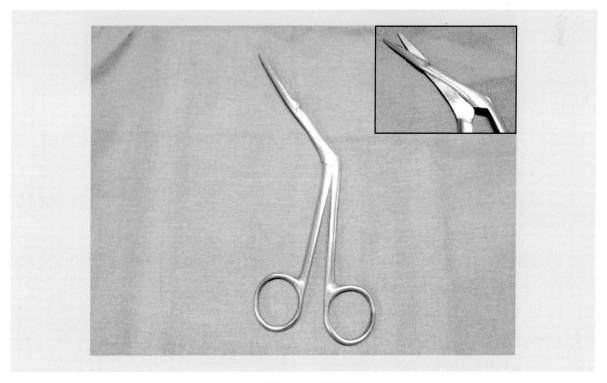

▲ 图 10-10 鼻甲剪

## 十一、咬切钳

咬切钳（图 10-11）用于以下操作。

● 移除蝶窦内间隔。

● 切除较薄的骨性间隔。

● 移除黏膜。

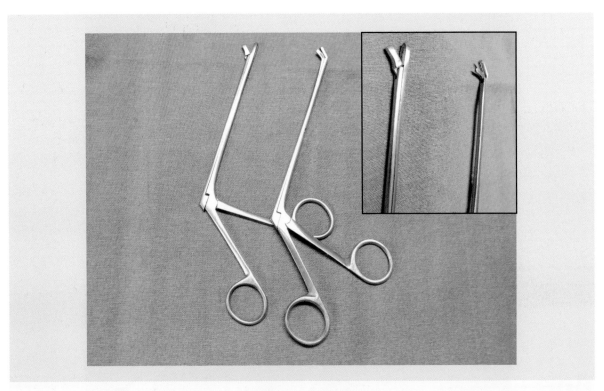

▲ 图 10-11　咬切钳

## 十二、直头吸引管（侧孔）

通过侧孔可有效控制吸引管吸力，尤其是在放置和重新定位皮瓣和移植物在颅底重建。对吸力的控制是通过侧孔的闭合量（图 10-12）。

可用于以下操作。

● 鼻咽部、蝶窦内吸引。

● 蝶鞍内吸引，协助重建鞍底缺损。

● 剥离黏膜。

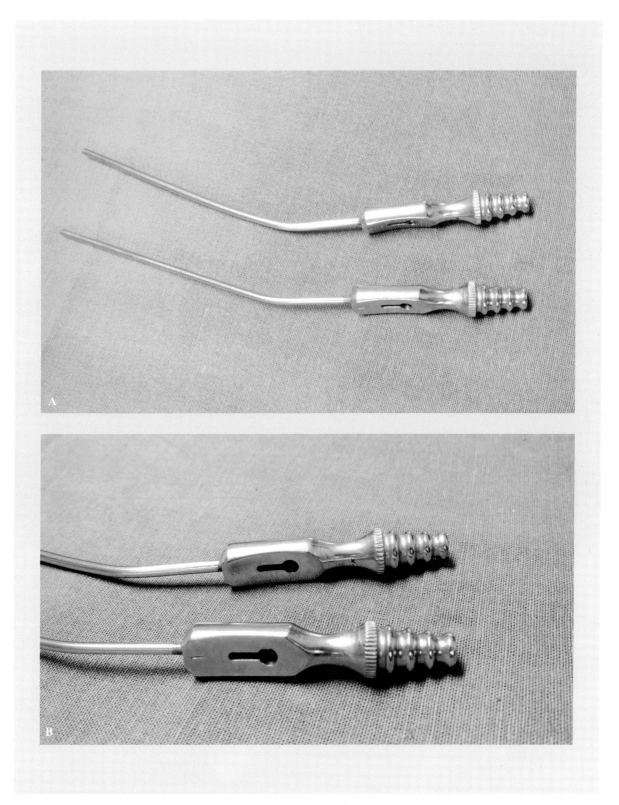

▲ 图 10-12　直头吸引管（侧孔）

## 十三、Kerrison 咬骨钳

不同尺寸（1mm、2mm 和 3mm）、方向（向上和向下）、角度（90°和 45°）的 Kerrison 咬骨钳如图 10-13 所示，可用于以下操作。

- 开放鞍底。
- 修整鞍底边缘。
- 修整蝶窦前壁外侧缘。
- 切除蝶窦与后组筛窦间分隔。

## 十四、蝶窦口扩大钳

蝶窦口扩大钳（图 10-14）可用于以下操作。

- 扩大蝶骨口。
- 去除蝶窦前壁。

## 十五、Cappabianca 可伸缩式硬脑膜刀

可伸缩式的刀头可有效避免出入鼻腔时鼻黏膜的损伤，这对初学者很有帮助（图 10-15）。
可用于以下操作。

- 硬脑膜的切开。

## 十六、圆盘剥离子

圆盘剥离子（图 10-16）可用于以下操作。

- 分离变薄的鞍底骨质。
- 分离硬膜。

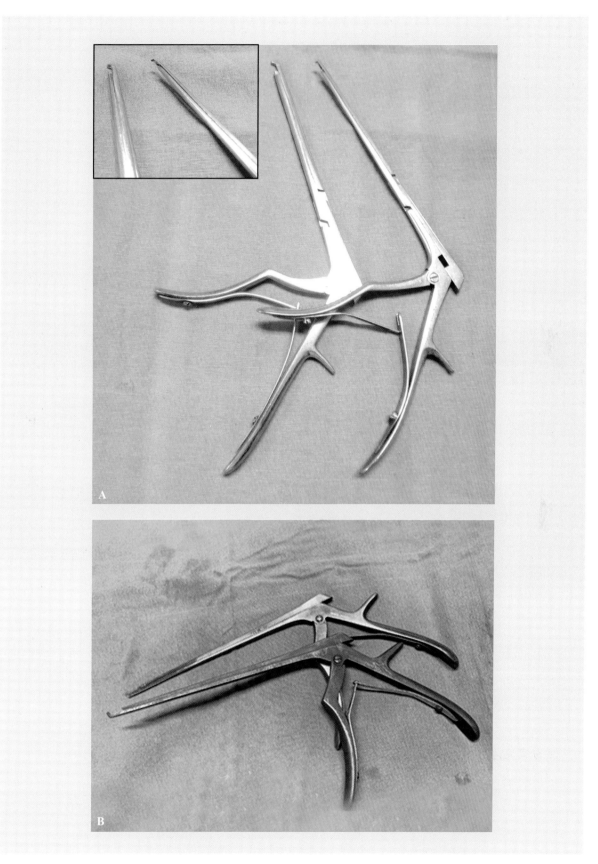

▲ 图 10-13 A. 向下 45° Kerrison 咬骨钳；B. 向上 90° Kerrison 咬骨钳

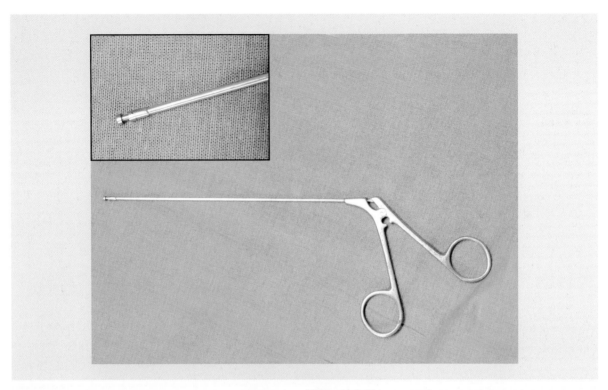

▲ 图 10-14　蝶窦口扩大钳

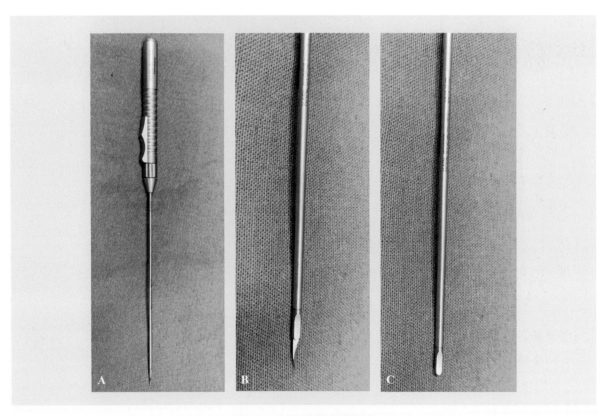

▲ 图 10-15　可伸缩式硬脑膜刀

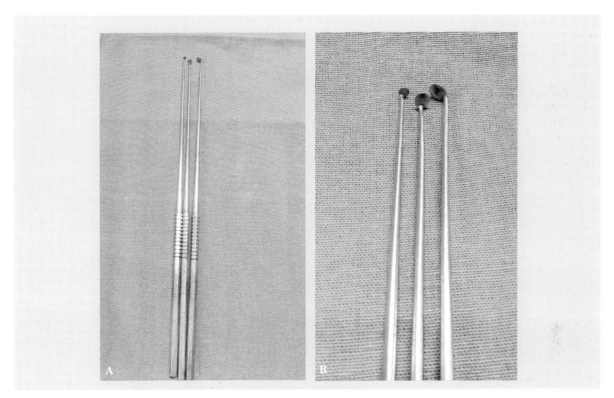

▲ 图 10-16　圆盘剥离子

## 十七、弯头吸引管

弯头吸引管（图 10-17）可用于以下操作。

● 吸除鞍上肿瘤。

● 吸除结节状突向外侧的肿瘤。

● 无侧孔的弯曲吸引管用于使用磨钻时的持续注水，或冲洗镜头。

## 十八、环形刮匙

环形刮匙（图 10-18）可用于以下操作。

● 切除鞍区和鞍上区不易破裂或质地硬的肿瘤。

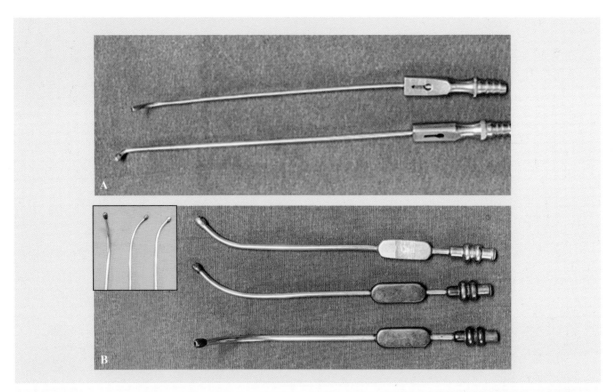

▲ 图 10-17　A. 1mm 弯头吸引管（侧孔）；B. 1～2mm 弯头吸引管，无侧孔吸引管可用于冲洗游离的肿瘤碎片

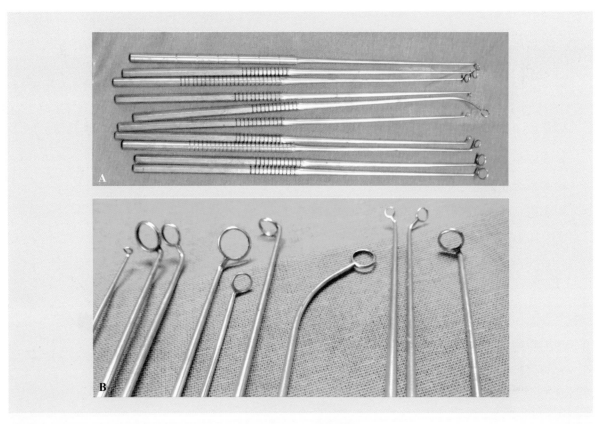

▲ 图 10-18　环形刮匙

## 十九、肿瘤切除钳

直肿瘤切除钳和翘头肿瘤切除钳（图 10-19）可用于以下操作。

● 肿瘤的减容和切除。

● 病变活检。

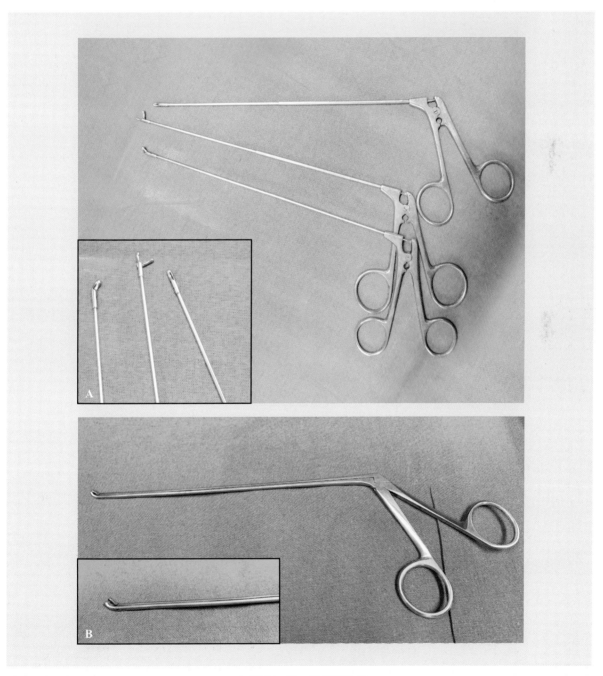

▲ 图 10-19　肿瘤切除钳

## 二十、Amin 吸引管

Amin 吸引管（图 10-20）可用于以下操作。

● 良好可塑吸引管用于肿瘤分离和狭小界面的吸引。

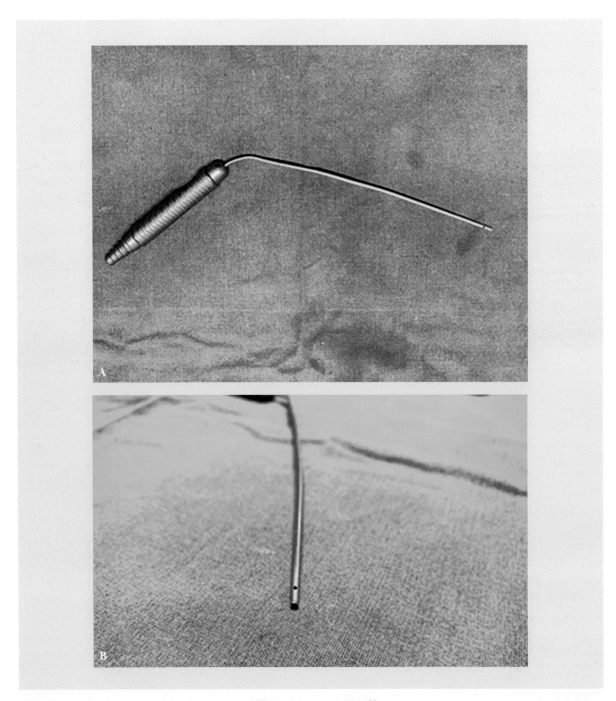

▲ 图 10-20　Amin 吸引管

## 二十一、可塑型银解剖器

可塑型银解剖器（图 10-21）可用于以下操作。

- 重建颅底过程中牵引黏膜瓣。
- 协助放置脂肪、吸收性明胶海绵。
- 具有可塑性，可调整至理想角度。

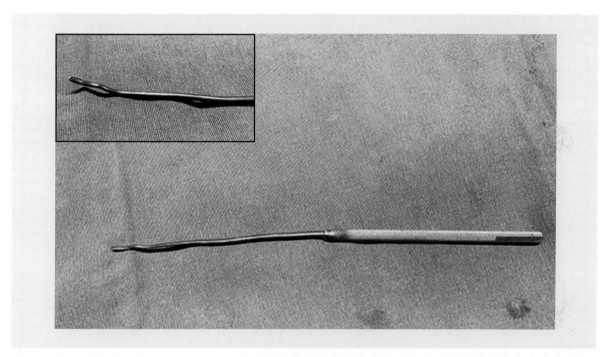

▲ 图 10-21 可塑型银解剖器

## 二十二、可旋转硬脑膜剪

可旋转硬脑膜剪（图 10-22）可用于以下操作。
- 将硬脑膜切口扩展到所需的形状。

## 二十三、内镜剪

内镜剪（图 10-23）可用于以下操作。

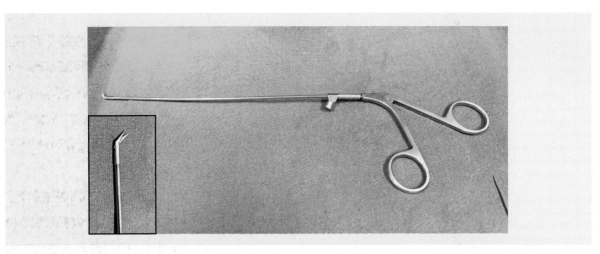

▲ 图 10-22 可旋转硬脑膜剪

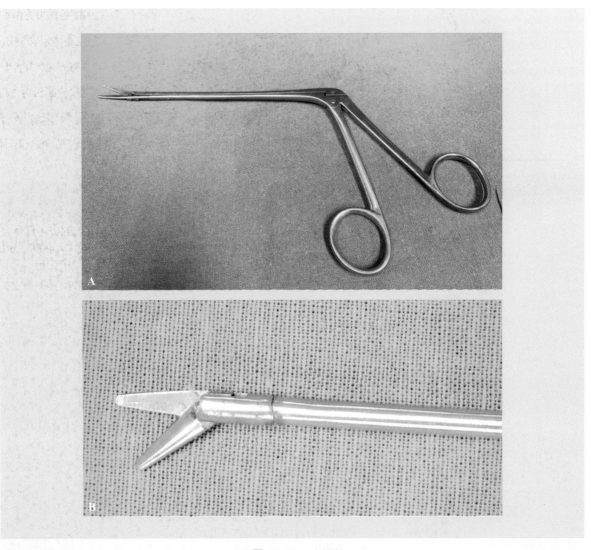

▲ 图 10-23 内镜剪

- 切除小的骨性分隔。
- 切除上鼻甲。

## 二十四、反咬钳

反咬钳（图 10-24）可用于以下操作。

- 切除鼻中隔软骨。
- 切除后组筛窦内间隔 / 蝶窦外侧缘。

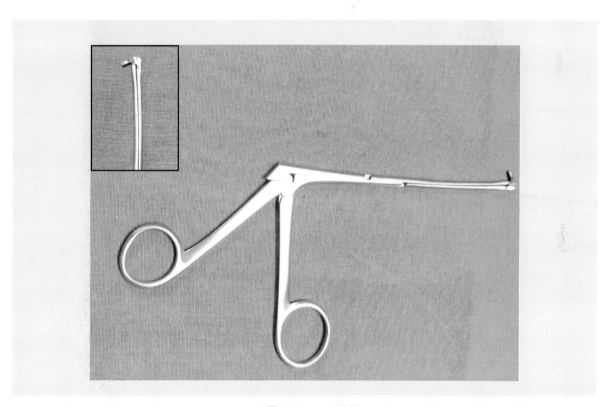

▲ 图 10-24　反咬钳

## 二十五、球头剥离子

球头剥离子（图 10-25）可用于以下操作。

- 分离 Rescue 黏膜瓣的前缘。
- 分离囊壁坚韧的肿瘤，如脊索瘤。

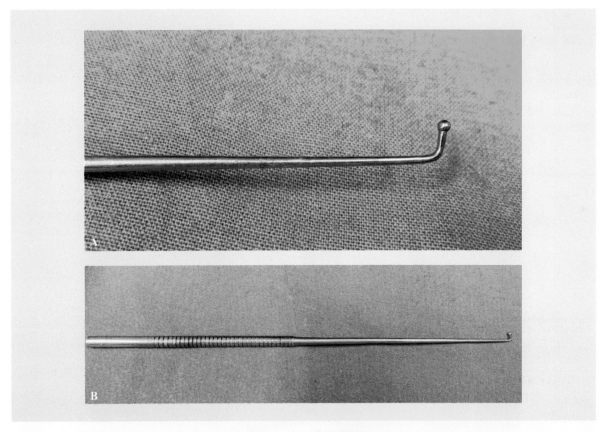

▲ 图 10-25　球头剥离子

● 分离鞍底骨瓣。

● 协助环形电凝上颌内动脉。

## 二十六、精细解剖剥离子

精细解剖剥离子（图 10-26）可用于以下操作。

● 分离鞍底骨瓣。

● 囊外解剖分离肿瘤。

## 二十七、内镜双极电凝钳（枪形）

内镜双极电凝钳（枪形）（图 10-27）可用于以下操作。

● 蝶腭动脉及其鼻中隔支（使用水平尖端）。

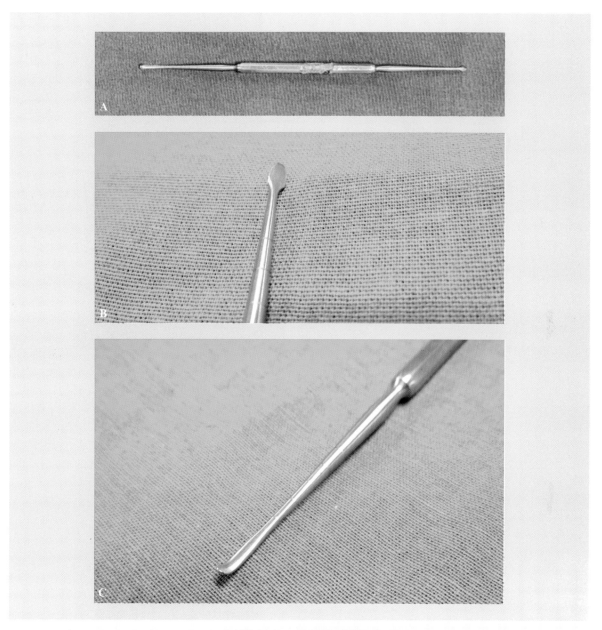

▲ 图 10-26　精细解剖剥离子

● 上下海绵间窦（使用垂直尖端）。

尖端可旋转达到适合的角度。

## 二十八、吸引单极

绝缘吸引单极（图 10-28）是一种鼻内吸引器，除了其尖端，其余部分全部绝缘。可用于控制鼻腔出血。由于具有潜在的热损伤，该单极严禁用于蝶窦内、筛板及任何靠近神经血管的颅底结构。

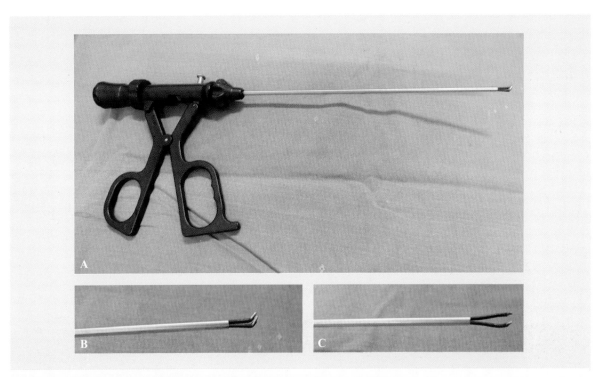

▲ 图 10-27 **A.** 内镜双极电凝钳（枪形）；**B.** 垂直尖端；**C.** 水平尖端

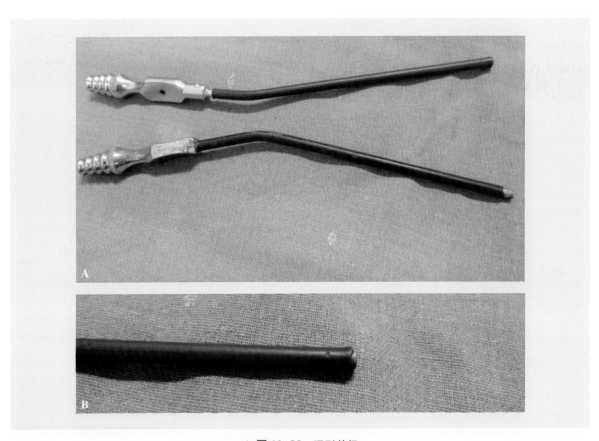

▲ 图 10-28 吸引单极

# 第 11 章　典型病例
## Case Reports

Nishit Shah　C. E. Deopujari　**著**

赵宁辉　刘健刚　赵　琪　滑祥廷　**译**

张洪钿　**译**

## 病例 1

患者，50 岁，头痛和视力障碍的病史。

术前影像如图 11-1 所示。

本例肿瘤向前方延伸，故采用扩大经蝶骨平台入路，肿瘤完全切除。由于脑脊液（cerebrospinal fluid，CSF）漏不可避免，因此术前行腰大池引流。鞍区缺损采用脂肪、生物胶和 Hadad 黏膜瓣进行重建。术后 MRI 如图 11-2 所示。

## 病例 2

1. 术前 MRI 影像如图 11-3 所示。

2. 颅脑 CT+ 血管成像如图 11-4 所示。

这个蝶骨平台脑膜瘤可以通过内镜下扩大经蝶骨平台入路完全切除。由于蝶窦鞍前型气化以及病变的位置和性质，需通过狭窄的颈内动脉间磨除鞍底、鞍结节、蝶骨平台骨质，因此本例患者使用了神经导航系统辅助。

3. 术中图像（图 11-5 至图 11-10）

4. 术后影像（图 11-11 和图 11-12）

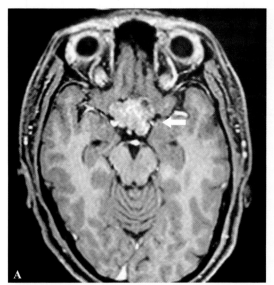

◀ 图 11-1　MRI $T_1$ 加权像显示巨大的垂体腺瘤（白粗箭）向前方扩展（白细箭）（**B**）；病变较正常垂体信号低，正常腺体被推挤到右侧（白弯箭）（**C**）；轴位清楚显示信号不均匀（**A**），可能存在瘤内出血或囊性变

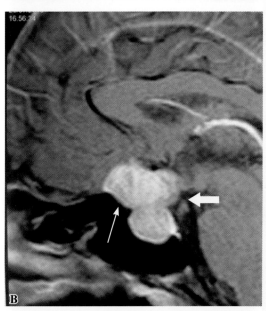

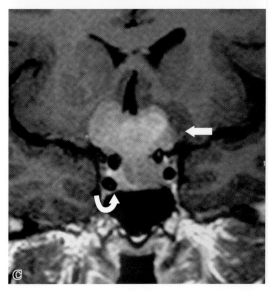

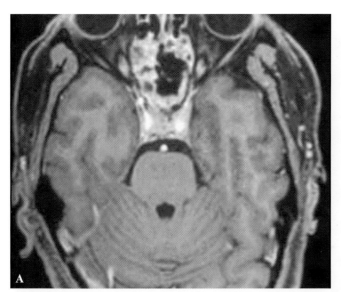

◀ **图 11-2** **A** 和 **B.** 术 后 **MRI**
图像显示肿瘤已完全切除；**C.** 鞍
内填塞重建材料（白细箭）

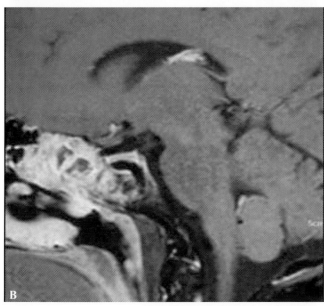

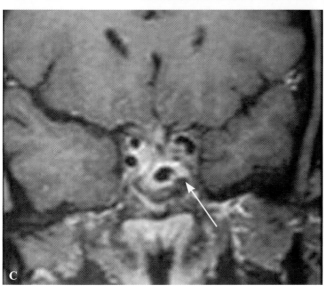

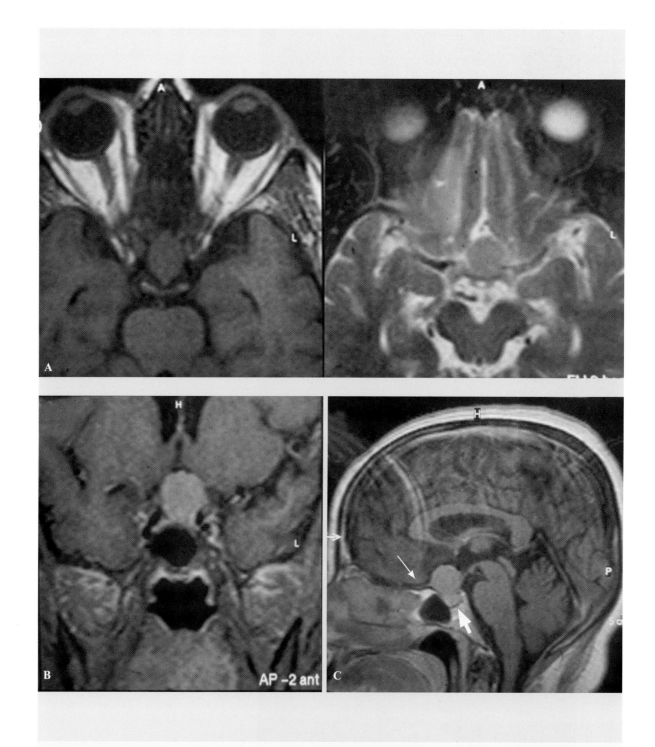

▲ 图 11-3　A. MRI 轴位 $T_1$ 加权像和 $T_2$ 加权像显示蝶骨平台脑膜瘤；B 和 C. MRI 冠状位 $T_1$ 加权像（B）和 MRI 矢状位 $T_1$ 加权像（C）显示，病变在 $T_1$ 和 $T_2$ 上呈等信号；颈内动脉轻微侧移（B），颈内动脉间距离大于 12mm；MRI 矢状位显示增强的脑膜尾征（C，白细箭），脑膜瘤下方可见隔开的正常垂体（C，白粗箭），注意蝶窦为鞍前型气化

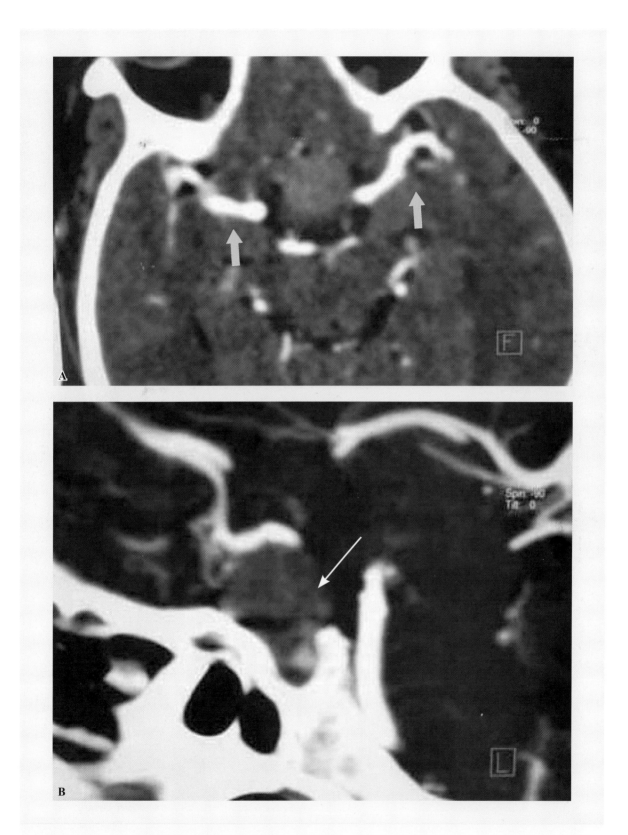

▲ 图 11-4　A. CT 血管造影图像轴状位显示蝶骨平台脑膜瘤，黄箭示大脑中动脉；B. CT 血管成像矢状位显示蝶骨平台脑膜瘤（白细箭）

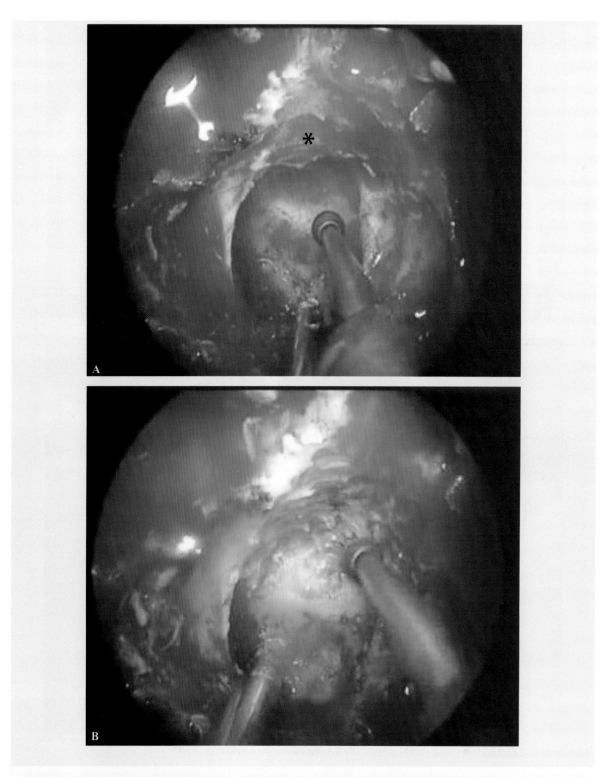

▲ 图 11–5　**A.** 磨除鞍区骨质的术中照片（\*示鞍底）；**B.** 蓝染色的内层是鞍区的硬脑膜。注意：这例患者是鞍前型蝶窦，蝶鞍区隆起不明显

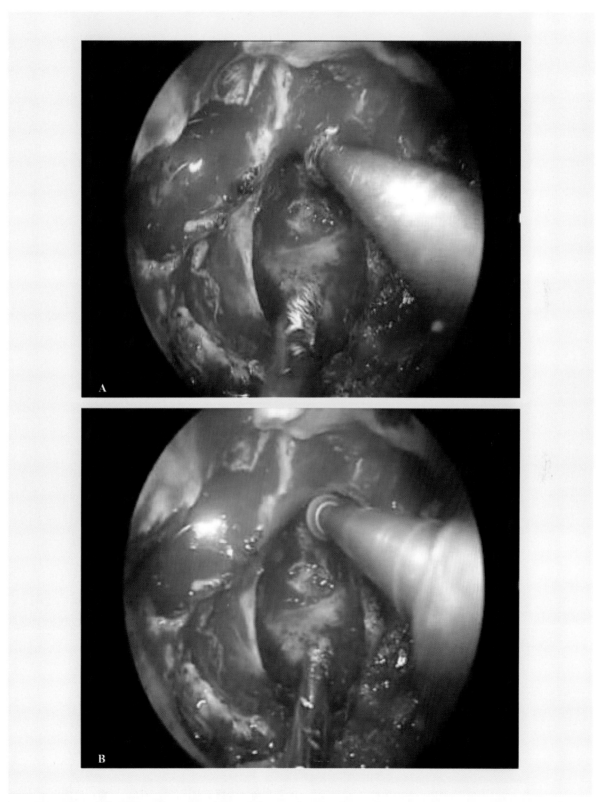

▲ 图 11-6　鞍区确定后，磨钻继续磨除鞍结节（A）和蝶骨平台（B），保持颈内动脉一直显露在视野中

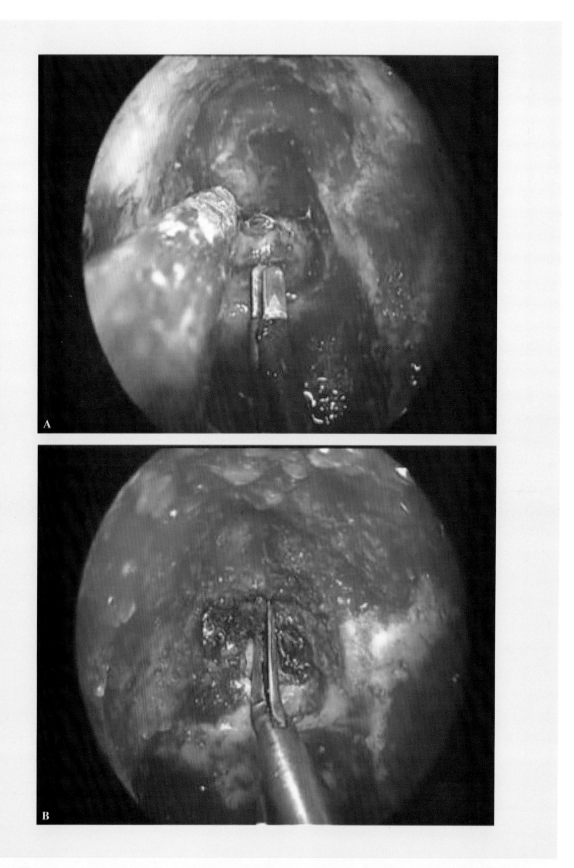

▲ **图 11-7** A. 烧灼上海绵间窦（应用直角枪式双极电凝）；B. 剪开上海绵间窦（使用有角度的硬膜剪）
Endoscopic Transsphenoidal Surgery *A Practical Guide*

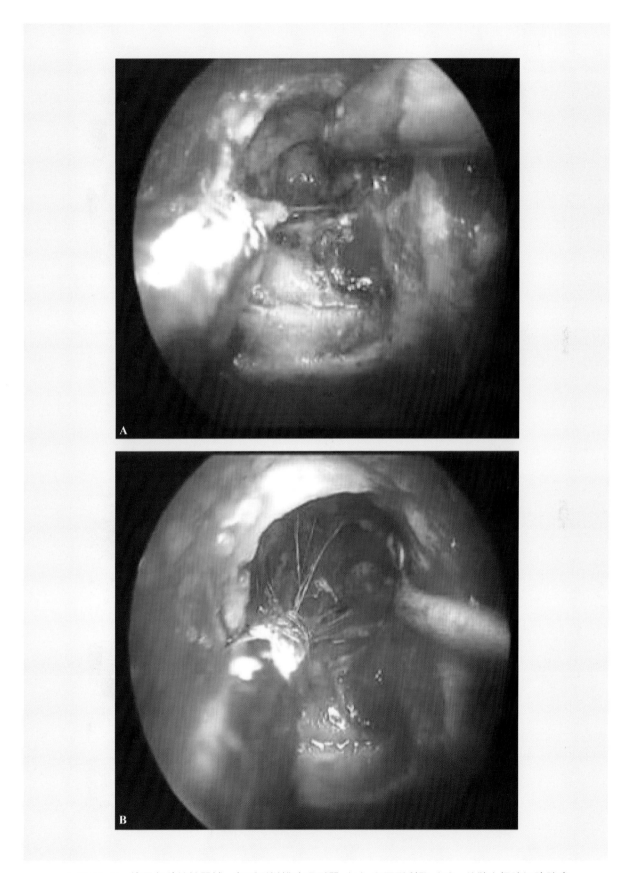

▲ 图 11-8　使用各种钝性器械，如弧形橄榄头吸引器（A）和环形刮匙（B），从鞍上间隙切除肿瘤

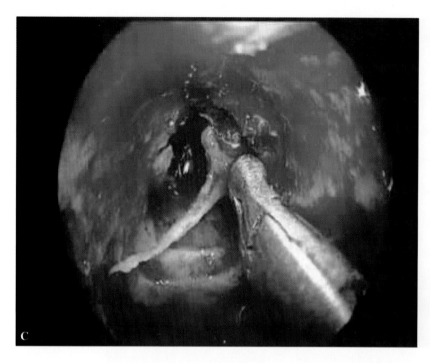

◀ 图 11-8　C. Blakesley 翘头
取瘤钳

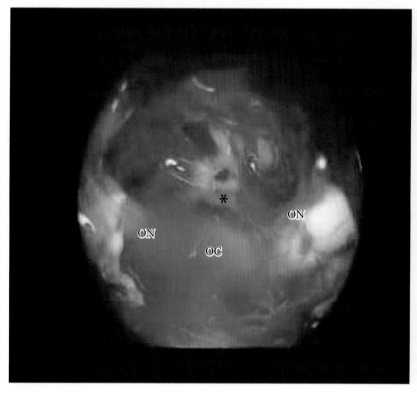

◀ 图 11-9　脑膜瘤完全切除后
的鞍上间隙

*示前交通动脉；ON. 视神经；
OC. 视交叉

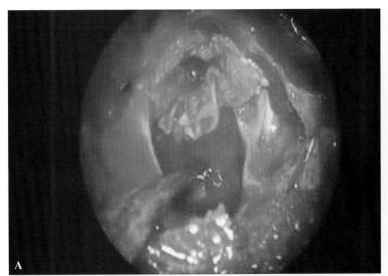

图 11-10 A. 取大腿外侧的游离阔筋膜重建蝶骨平台区缺损，游离筋膜直接与骨骼接触；B. 从蝶骨前壁获得游离骨片；C. 采用 Hadad 黏膜瓣加强重建

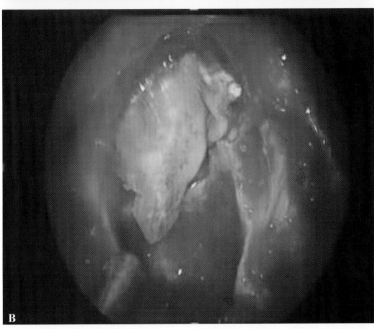

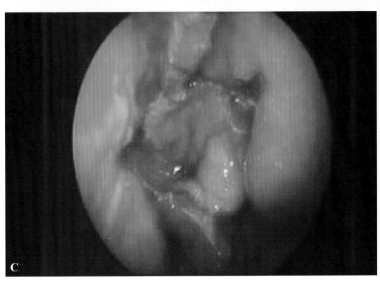

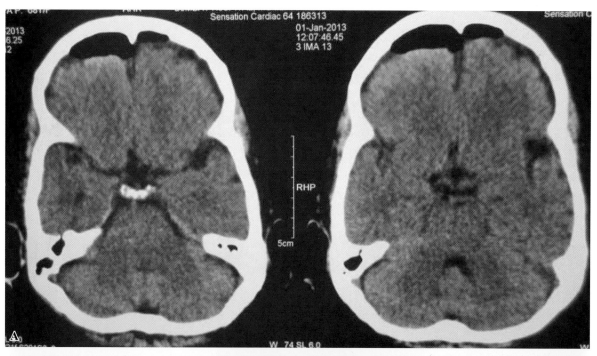

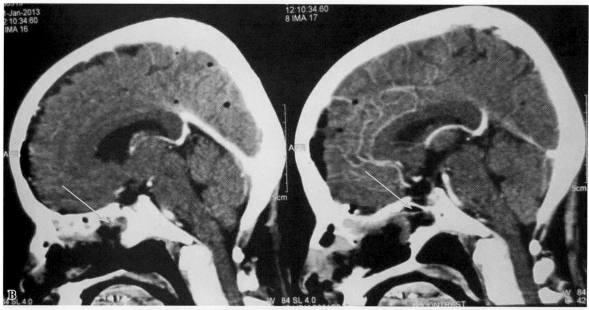

▲ 图 11-11　术后 CT 血管成像显示肿瘤完全切除（黄箭）

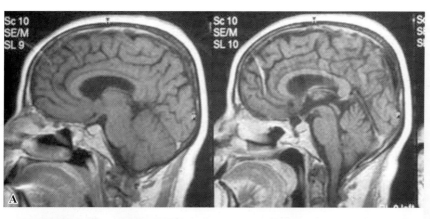

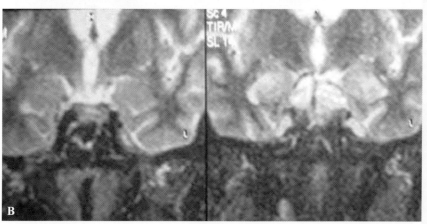

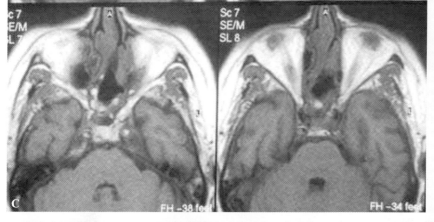

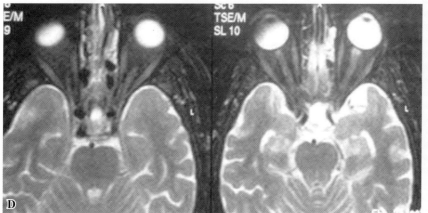

◀ 图 11-12　经鼻 - 蝶骨平台内镜术后 MRI 矢状位、冠状位和轴位 $T_1$ 和 $T_2$ 加权像

## 病例 3

1. 术前影像如图 11–13 所示。

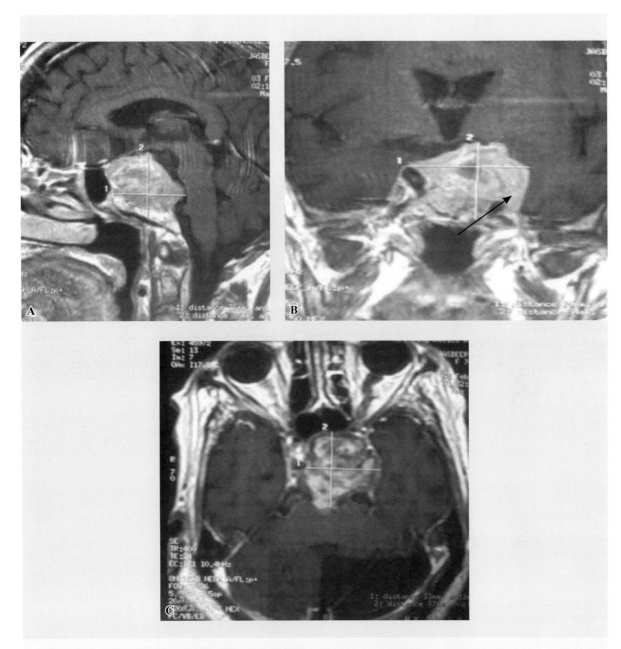

▲ 图 11–13　MRI 矢状位（A）、冠状位（B）和轴位（C）显示斜坡脊索瘤；A. 肿瘤位于斜坡上 2/3；B. 肿瘤延伸至左侧海绵窦，位于左颈内动脉外侧（黑细箭）

2. 术中图像如图 11-14 至图 11-17 所示。

经斜坡入路切除该病变，神经导航系统可以帮助确定肿瘤的后界。

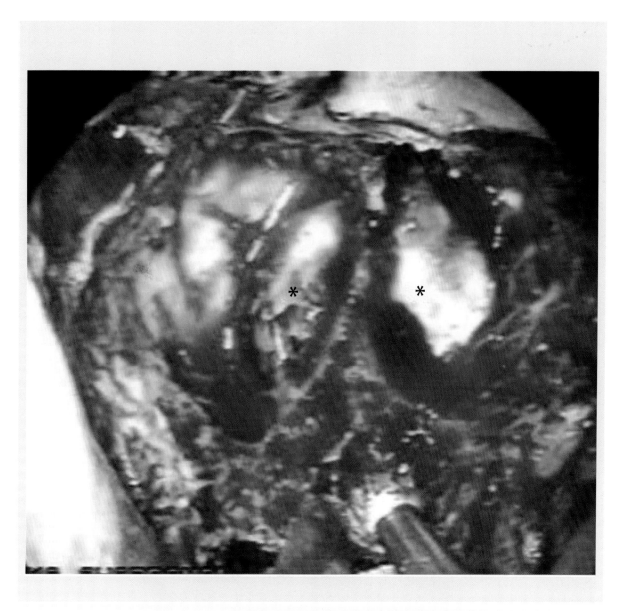

▲ 图 11-14　术中照片显示正在磨除斜坡骨质，肿瘤突入蝶窦（*）

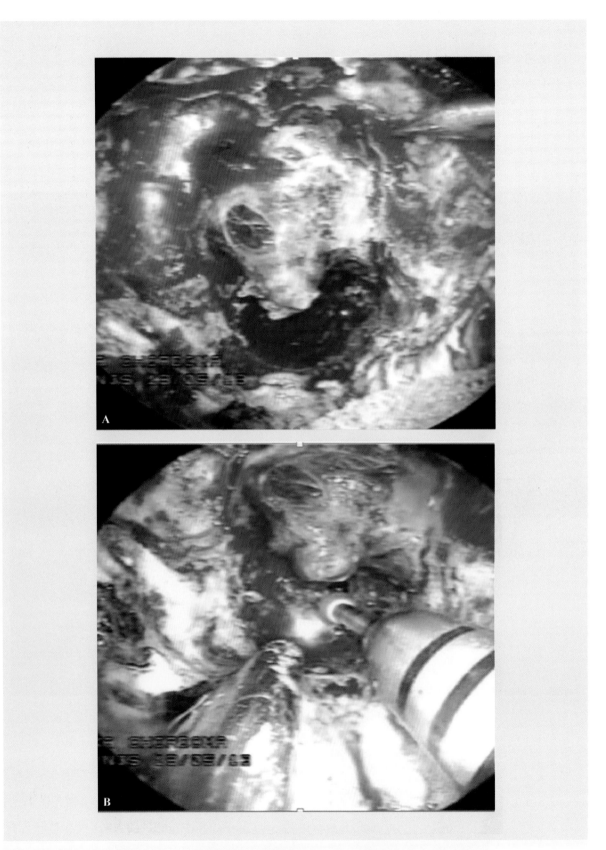

▲ 图 11-15　A. 暴露脊索瘤上斜坡部分后；B. 正在磨除下部 2/3 斜坡骨质

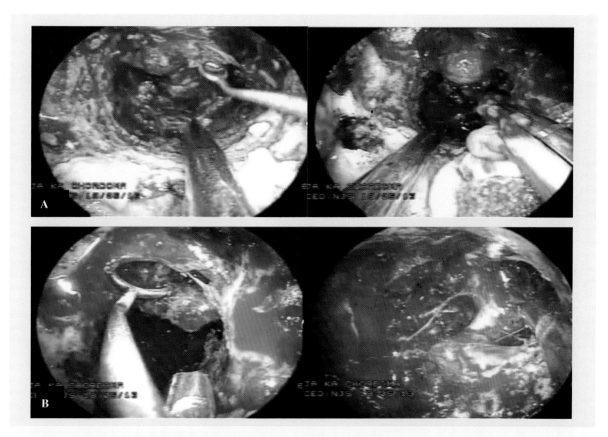

▲ 图 11-16　**A.** 用刮圈和取瘤钳切除斜坡脊索瘤；**B.** 肿瘤外侧延伸超过左颈内动脉（蓝箭），刮圈进行解剖

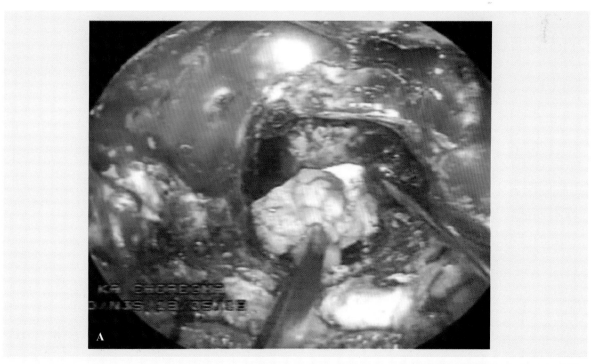

▲ 图 11-17　用脂肪（**A**）（置于硬膜下）、生物胶（**B**）和游离黏膜（**C**）（置于硬膜外）重建斜坡缺损，在覆盖黏膜瓣时，必须清除黏膜瓣与骨之间的所有黏膜或生物胶

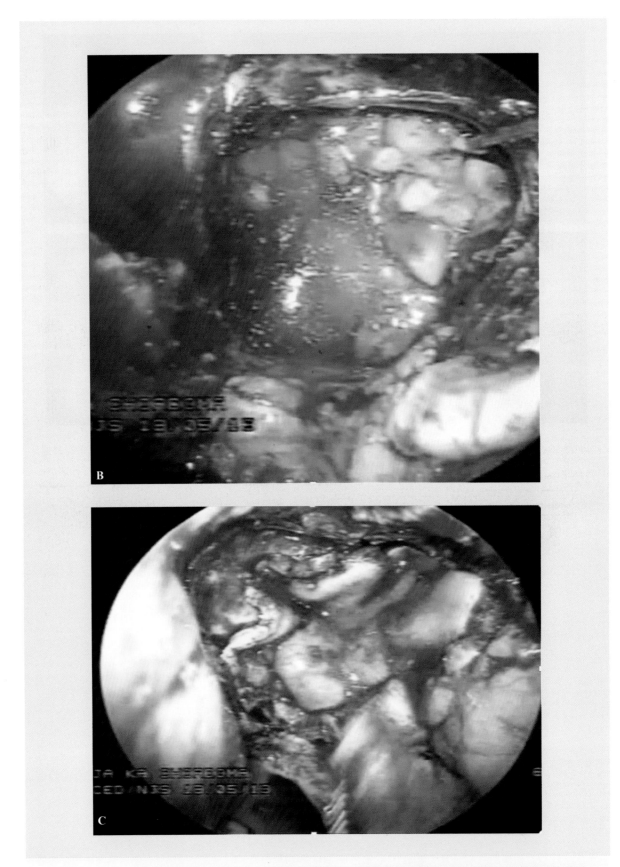

▲ 图 11-17 C. 游离黏膜重建斜坡缺损，在覆盖黏膜瓣时，必须清除黏膜瓣与骨之间的所有黏膜或生物胶

3. 术后影像如图 11-18 所示。

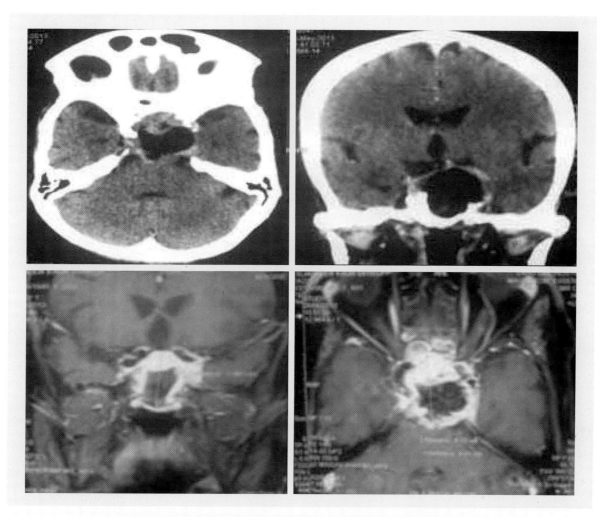

▲ 图 11-18 术后 CT 和 MRI 图像显示通过经斜坡入路肿瘤完全切除

# 病例 4

患者，女性，60 岁，右眼视物模糊 6 个月。既往病史：曾在 2007 年行开颅手术切除颅咽管瘤，术后左眼失明。

查体：右眼视力 0.66m（2 尺）数指，左眼失明。激素水平正常。

1. 2007 年术前影像如图 11-19 所示。

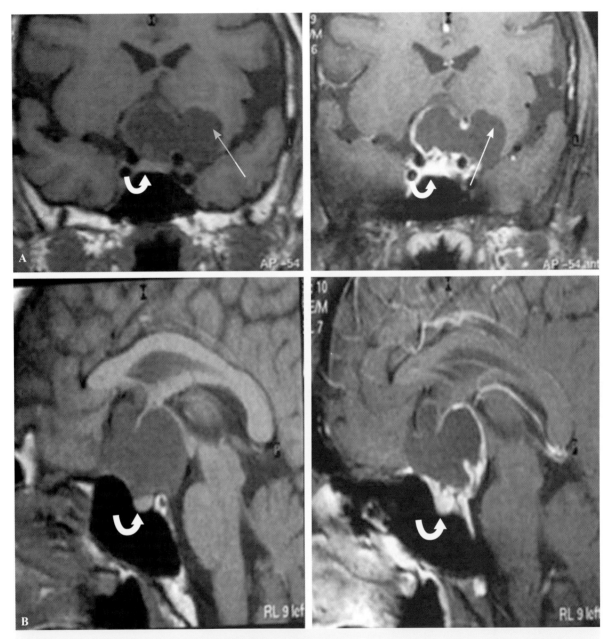

▲ 图 11-19　MRI 冠状位和矢状位增强前后显示肿瘤延伸至左颈内动脉外侧（白直箭），鞍区内未见肿瘤（白弯箭），因此，采用开颅手术切除病灶，病理结果为颅咽管瘤

2. 2007 年术后影像如图 11-20 至图 11-22 所示。

患者在第一次手术后未随访，术后 10 年出现右眼视力下降，行影像学检查。第二次手术为内镜经鼻经鞍结节入路切除肿瘤。

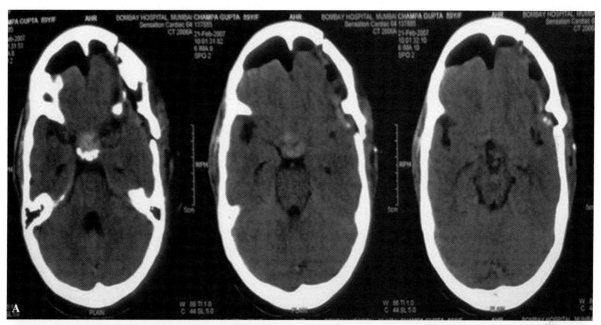

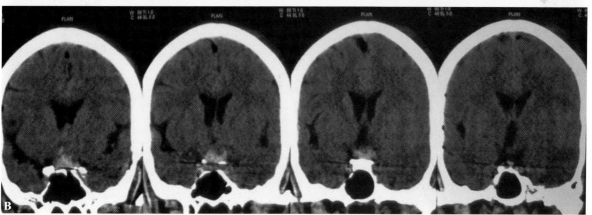

▲ 图 11-20　开颅切除颅咽管瘤，术后 CT 显示肿瘤完全切除

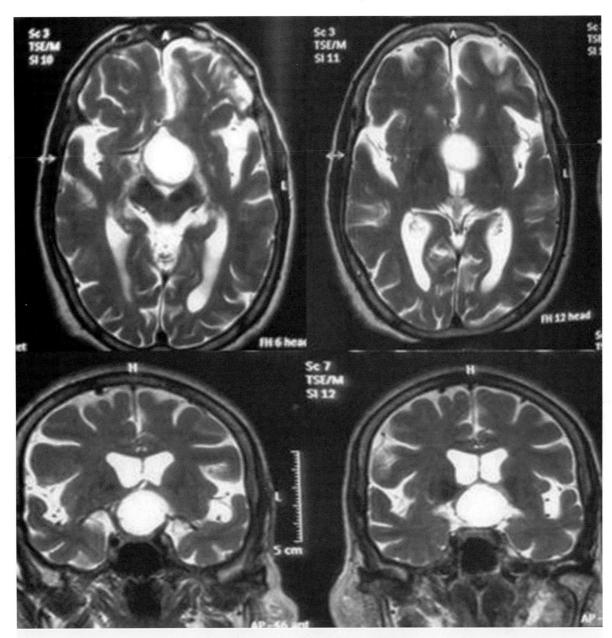

▲ 图 11-21　MRI T$_2$ 加权像显示颅咽管瘤复发

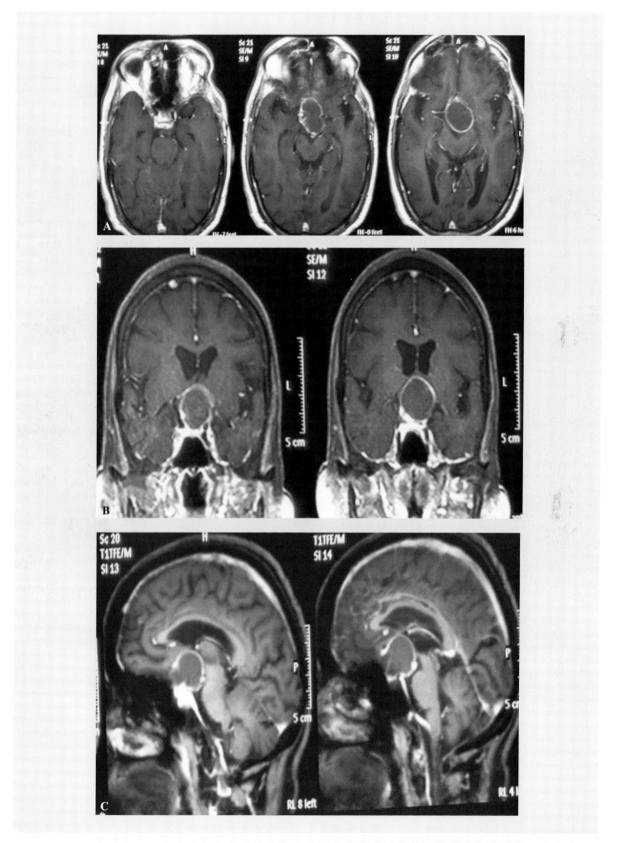

▲ 图 11-22　MRI 轴位、冠状位和矢状位增强扫描显示复发颅咽管瘤，尽管肿瘤鞍内侵袭非常少，但肿瘤生长未向外扩展

3. 术中图像如图 11-23 至图 11-25 所示。

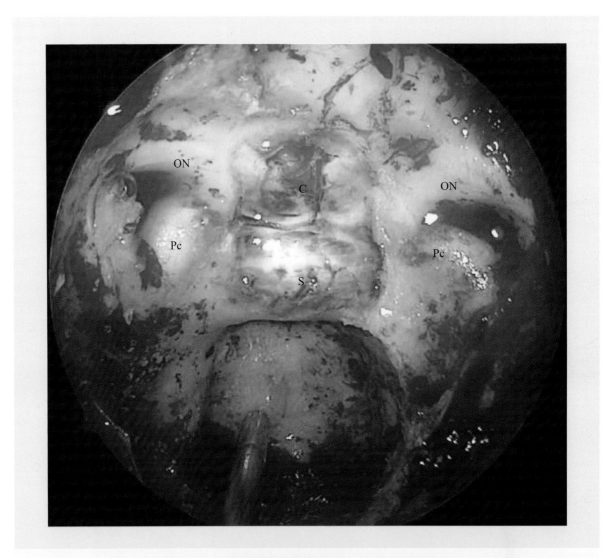

▲ 图 11-23 鞍结节磨除后暴露的鞍区（**S**）和颅咽管瘤（**C**）
ON. 视神经；Pc. 颈内动脉床突段

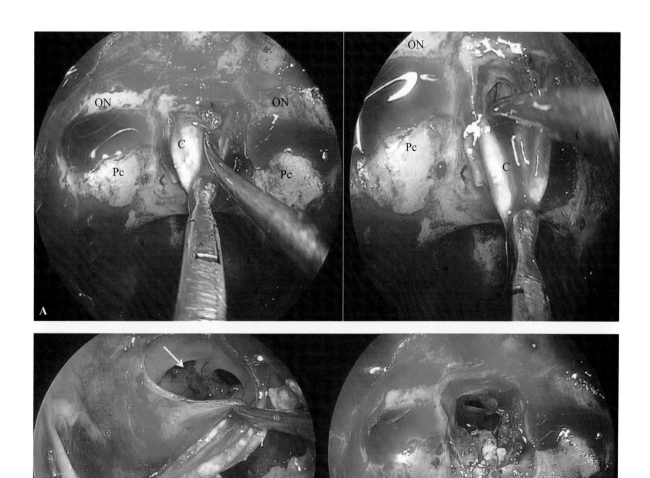

▲ 图 11-24　**A.** 颅咽管瘤包膜外切除术用硬脑膜剪进行锐性剥离；**B.** 肿瘤切除最后阶段，可见脉络丛和第三
脑室（白箭）

ON. 视神经；Pc. 颈内动脉床突段；C. 颅咽管瘤

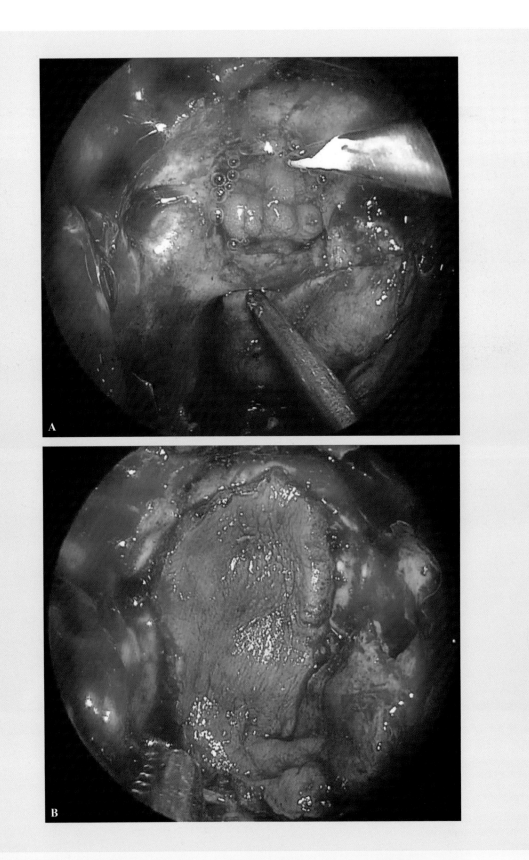

▲ 图 11-25　使用大腿外侧脂肪置于硬膜下（**A**），使用左侧带蒂鼻中隔 **Hadad** 黏膜瓣置于硬膜外（**B**），进行颅底重建

4. 2017 年术后影像如图 11-26 所示。

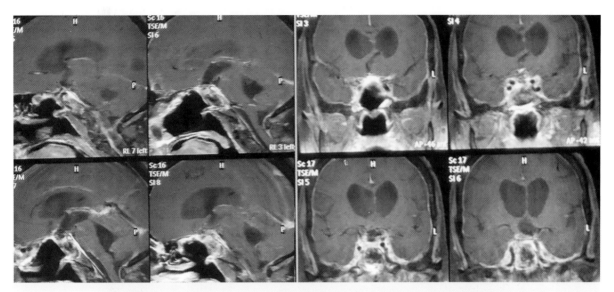

▲ 图 11-26　术后 MRI 矢状位和冠状位显示经鼻经鞍结节入路肿瘤完全切除

# 相 关 图 书 推 荐

## 中 国 科 学 技 术 出 版 社

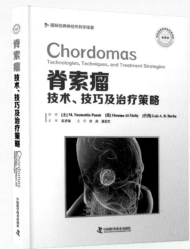

### 脊索瘤：技术、技巧及治疗策略（引进自 Thieme）

原　著　M. Necmettin Pamir 等
主　审　袁贤瑞
主　译　刘　庆　潘亚文
开　本　大 16 开（精装）
定　价　168.00 元

#### 内容提要

　　本书引进自世界知名的 Thieme 出版社，是一部有关脊索瘤诊断与治疗技术的经典译著。著者首先回顾了学者们对脊索瘤发病机制及治疗策略长达一个多世纪的艰难探索，然后详细介绍了脊索瘤的流行病学、分子发病机制及细胞遗传学特点，并阐述了脊索瘤的影像学特征、临床表现及预后，最后深入探讨了脊索瘤治疗策略的制订、手术入路的选择、内镜等新技术的应用，以及术后放疗方案的优化等内容。本书内容丰富翔实，编排科学合理，适合神经外科医师及相关专业医务人员阅读参考。

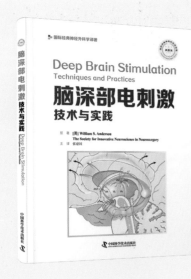

### 脑深部电刺激：技术与实践（引进自 Thieme）

原　著　William S. Anderson 等
主　译　张建国
开　本　大 16 开（精装）
定　价　128.00 元

#### 内容提要

　　本书引进自世界知名的 Thieme 出版社，是一部深入浅出介绍脑深部电刺激（DBS）技术相关理论和技术的专业参考书。书中所述涵盖了传统和先进的 DBS 机器人辅助植入、不同核团的 MER 技术、先进的影像学定位技术、闭环电刺激术、传统头架与现代无头架操作、常见功能神外疾病（如帕金森病、震颤、肌张力障碍、强迫症、癫痫、抑郁、抽动秽语综合征等）治疗的理念与技术、DBS 术后程控相关理论等内容。本书内容系统，深入浅出，图表明晰，非常适于 DBS 领域各层次神经外科医师参考阅读，亦可作为该领域学者的案头参考书。

## 补 充 说 明

　　本书配套视频已更新至网络，读者可通过扫描右侧二维码，关注出版社"焦点医学"官方微信，后台回复"内镜经鼻蝶外科手术学"，即可获得高清版本下载观看。